MAST

代謝抗酸化補充栄養療法

世界を駆け巡る医師があなたに伝えたい
病気、老化から身を守るための

根本療法

著者　医師・国際医療ジャーナリスト
白澤 辰治

はじめに

難病を治したい、病気になりたくない、健康でいたい、美しくありたいなど、様々な思いが存在すると思います。その思いを実現させるために、最低限しなくてはならないこと、それが私が考案し、提唱している代謝抗酸化補充栄養療法 MAST なのです。何故ならば、これこそが、病気の原因である代謝障害や酸化に根本から向き合う、根本療法だからです。これにより、困っている人たちに貢献出来ることを確信しております。そして、今後は日本のみならず、全世界に、この思いと、この治療法を広めていきたい、という信念のもとに活動していきたいと思っています。

本書では、私が提唱する「代謝抗酸化補充栄養療法 MAST」について紹介します。MAST を通して、皆さまに健康と栄養の大切さを理解して頂けたら幸いです。

代謝抗酸化補充栄養療法 MAST とは、次の 3 つをまとめた総称です。

Metabolic nutritional Therapy	代謝栄養療法
Antioxidative Therapy	抗酸化療法
Supplement nutritional Therapy	補充栄養療法

本書では、M,A,S の順番で話を進めていきます。

M 代謝栄養療法　全ての人が生きていく上で必要な栄養を摂ること。

A 抗酸化療法　全ての人が病気や老化の予防のために自ら出来ること。

S 補充栄養療法　ある状況に陥ってしまった時に追加で必要な栄養を摂ること。

これらをまとめたものが、「代謝抗酸化補充栄養療法 MAST」なのです。

最初に、代謝抗酸化補充栄養療法 MAST の大まかなイメージをつかんで頂くために、大腸がんの患者さんを例にお話ししてみましょう。

私は、特定非営利活動法人（NPO 法人）国際健康研究会に相談に来られる患者さんに対して、医療相談、栄養相談を受けることがあります。

「がんになってしまったのですが、いろいろと調べてみると本当に抗がん剤治療をした方が良いのか、分からなくなってしまいました。実際はどうなのでしょうか？」とか「薬はなるべく飲みたくないのですが、どうしたら良いでしょうか？」と言った、今現在、治療されている病気に関する質問から、「テレビで○○が良いと宣伝されていましたが、本当に良いのでしょうか？」「先生の代謝抗酸化補充栄養療法 MAST では、どういう栄養をどれくらい摂ったら良いでしょうか？」「肌をきれいにしたいのですが、どんな点に気をつけたら良いでしょうか？」という直接、病気とは関係のない質問まで、様々な相談をされることがあります。

では、そのような時に、私がどう答えているのかの一例を示します。以下は、大腸がんの患者さんから、今後どうしたら良いか相談された時に、私が答えることの概略になります。通常、私と話すことが初めてで、代謝抗酸化補充栄養療法 MAST をご存知でない方には、まずはその概略から話します。他方、すでにご存知の方には、以下のように話を切り出します。

代謝栄養療法としては――

ヒト必須アミノ酸、ビタミン（C、B 群、E）、不足ミネラル、レシチン、オリゴ糖、不可欠脂肪酸を十分量摂ることが最低限必要です。何故なら、これらを行うことがなければ、細胞の生まれ変わり（代謝）が起こらないからです。ちなみに、大腸は数日という非常に短い期間で生まれ変わっています。その生まれ変わりに必要な材料がきちんと提供出来ていない場合、正常細胞を作ることが出来ず、体に良くないということは予想がつくことだと思います。

抗酸化療法としては――

がんの原因である、酸化を防ぐことを目的とします。ご存知の通り、がん細胞は日々、体内で生まれています。酸化対策をすることで、それを最小限に留めることが重要です。抗酸化物質を摂り入れることで、酸化対策をしていきましょう。

補充栄養療法としては――

大腸の正常腸管粘膜再生を活性化するために必要なビタミン A を摂ることと、転移を防ぐ目的で、結合組織の材料であるビタミン C を数時間毎に摂ることを提案します。「大腸がん」という特殊な状況下にいるわけですから、その状況に対応するために、追加で栄養療法を行うわけです。このようにお話しした後で、それぞれの方の質問にお答えしていくのです。

さて、以下、M（代謝栄養療法）A（抗酸化療法）S（補充栄養療法）の順番で、しばしば遭遇する質問事項を整理して、次のように Q & A 方式で回答していくという形で話を進めていきます。

Q＝質問、A＝答え、【解説】という形式になっています。

Q＆Aは、興味深いところ（Q＝質問項目）から読まれても結構ですが、話の流れとしては、順番に内容を発展させていくという形式になっています。

また、Q＆Aに関しても、最初は「答え」だけを読まれても構いません。さらに詳しく知りたいところは、【解説】も読まれて下さい。

さらに、【解説】には一部【参考】として、関連事項の詳細を説明してありますが、専門用語や専門的な話も含まれていますので、参考としてご覧頂ければと思います。

なお、本書を出版するにあたり、ご協力を頂きました佐々江龍一朗先生、成瀬栄一先生、特定非営利活動法人（NPO法人）国際健康研究会の樋口倫也理事、並びに出版元である株式会社クリピュアの吉田繁光社長、及びご協力を頂きました関係者の方々に、深く感謝を致します。

今回の本では、私の伝えたいことの本質を、なるべく分かりやすくお伝えできるように努めましたので、通読して頂けたら幸いです。

本書でお話ししたことが、皆さま１人１人の幸せにつながることを願って――。

2013年　新春　　　　　　著者　白澤辰治

代謝抗酸化補充栄養療法 MAST　目次

M 代謝栄養療法

A 抗酸化療法

S 補充栄養療法

T 代謝抗酸化補充栄養療法 その他のアドバイス

M

代謝栄養療法

Metabolic nutritional Therapy

●全ての人が生きていく上で必要な栄養を摂ること

■代謝栄養療法について

私たち人間は、生きている限り、常に生まれ変わっています。3年前の自分と今の自分とを比べて、明らかに同じ自分だと思うでしょうが、今の自分を作っている具体的な要素は、ほぼ全部入れ替わっているのです。あなたのその皮膚も、あなたのお腹も、新しいもので作り変えられたものなのです。

それは何によって作り変えられるのでしょうか？　それは、あなたが食べてきた「栄養」です。

このように人間は日々生まれ変わっているのです。このことを医学用語で（新陳）代謝と言います。

人は何故、何かを食べないと生きていけないのでしょうか？　それは、未来の自分を作るための材料が提供できなくなってしまうからです。古くなった体の一部が捨てられていくのに、新しい体を作るための材料が提供されなかったら、どうなってしまうでしょう。

実は人間はうまく出来ていて、そんな時に、ある程度までは、使い古しの材料を使い回しするという機能を備えています。けれども、想像してみて下さい。使い古しの材料で作られた自分など、良い気持ちがしないはずです。家を建てる時も、錆びた鉄材や古い木材ではなくて、新品の材料で作った方が快適ですし、当然、長持ちします。

あなたの体でも同じことです。

ですから、未来のあなたを作るための材料を、しっかり提供しなくてはならないのです。もしかしたら、「私はきちんとご飯を食べていますから、問題ないです」と言うかもしれません。

ところが、実は日本人は「栄養不足」なのです。つまり、未来の自分を作るための材料をきちんと提供できていないのです。そして、そのような使い古しの材料を使っていることが理由で、病気になったり、老化したりしている現状があるのです。

健康とか美容のために、薬を飲んだり、点滴をしたりと、いろいろなされている人を見かけますが、私はそのような人たちに伝えたいことがあります。

それらの試みは、一時的な対症療法にすぎません。そのようなことをする前に、最も根本的で最も必要なこと、未来の自分を作るための材料をきちんと提供しましょうと提案したいのです。それをせずに、他のことをいろいろと頑張ってみたとしても、時に全て無意味になりかねないばかりか、不利益を被ることさえあり得ます。

人間が生きていくための代謝に必要なものを、必要なだけ提供するという考え方は、ごく当たり前のように思われますが、現実にはきちんと行われておりません。

私は、この考え方に基づく治療が、全てにおいて根本的な治療であると思いますので、この根本療法を「代謝栄養療法」と呼び、皆さまにお伝えしているのです。

M 代謝栄養療法Q＝質問項目

Q.1　代謝とは何ですか？

■答え

栄養素が消化、吸収され、そして血流に乗って、細胞まで行き、そこで実際に何かを作り出す材料となること、その一連の流れ全体のことを「代謝」と言います。

消化とは、消化酵素によって食物（栄養）を細かく分解することです。吸収とは、細かく分解された栄養素が、腸を介して、体の外から体の中へ入ることです。

その後、血流に乗って必要な栄養素は必要な場所まで運ばれます。たどり着いた細胞では、必要な栄養素を細胞内へ取り込み、老廃物を細胞外へ排出します。細胞内では、取り込んだ栄養素を使って、生きていくために

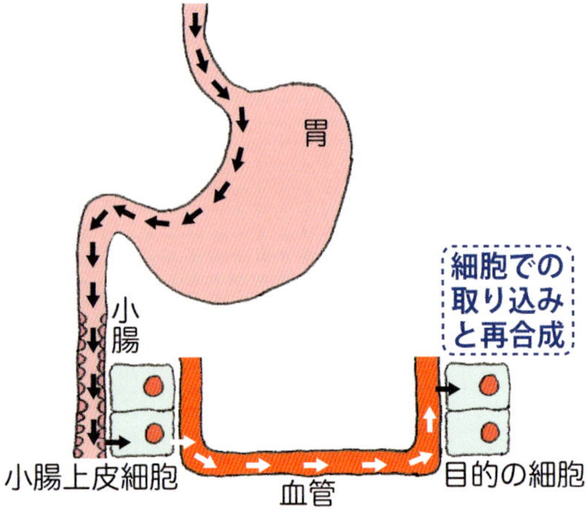

必要な物質を作り出しているのです。

■解説

1．外と中——消化・吸収と細胞

口から肛門までの食べ物の通り道を消化管と言い、ヒトの消化管は口、食道、胃、小腸、大腸、肛門の順につながる１本の長い管です。この１本の管が体の中を貫いているヒトの体は、あたかも“竹輪（ちくわ）“のようです。では、「竹輪の穴の中は竹輪ですか？」と聞かれたら、「竹輪ではない」とおっしゃるでしょう。

これを消化管に当てはめてみると、消化管の中は体ではない、つまり、この管を通っただけでは、最終的に便になるだけで、体の中に吸収されたとは言えないのです。管の途中にある小腸の表面の細胞から栄養素を取り込んで初めて、吸収したことになるのです。

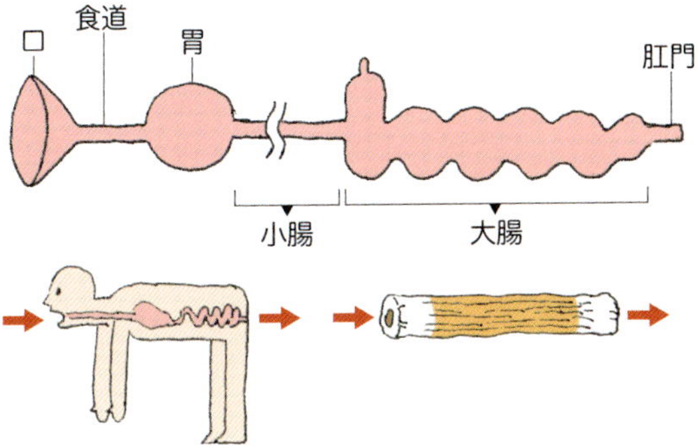

2．2つのM—体の外と中を分ける境界線

ヒトには外と中を分ける境界線が2つあります。1つは、体の外と中の境界線で、食べ物と直接接する小腸の一番表面の腸管粘膜（Mucosa）です。粘膜の構造は、

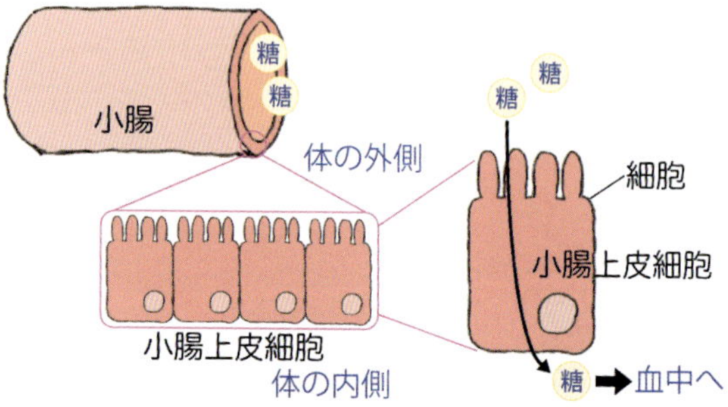

表面積を増大させるためにひだ構造になっていて、吸収がしやすくなっています。

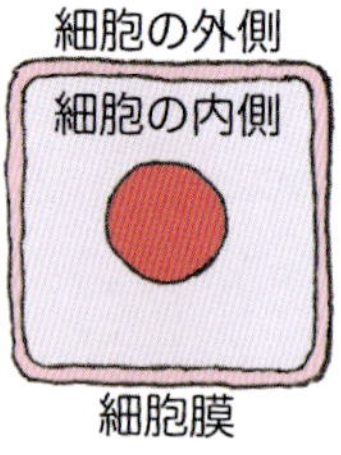

そしてもう1つは、細胞の外と中の境界線である細胞膜（Membrane）です。体の中に取り込まれた栄養素は細胞膜を介して細胞内へ取り込まれます。これら2つの境界線は、代謝を考える上では欠かせません。これらがしっかりしていないと、正常な代謝の流れは行われないのです。

3．代謝の一連の流れ

小腸で栄養素を吸収するためには、吸収しようとする

栄養素自体が小さくなっていなくてはなりません。管の中で消化酵素によって、栄養素を小さく分解することを消化と言います。小さくなった栄養素は腸を介して吸収され、血流に乗って必要なところに運ばれるのです。運ばれた栄養素は、細胞膜などを介して細胞内に取り込まれます。

他方、不要となった老廃物は細胞膜などを介して細胞外に運ばれます。細胞内に運ばれた栄養素は様々なものに作り替えられるのです。この一連の流れを代謝と言います。

消化、吸収されるためには、その物質の大きさ（分子量）や性質（水溶性か、脂溶性か）などが影響します（「参考」を参照）。なお、吸収されなかったものは便として、また、吸収されても体内で不要になったものは尿や胆汁という形で体外に捨てられます。

４．人は生まれ変わる？

３年前の自分を思い浮かべて下さい。今の自分と何が違いますか？

特に何も変わっていないと言う人もいるかもしれませんが、体は常に新しい細胞と置き換わっているのです。例えば、胃は数日、心臓は 22 日、皮膚は 28 日、筋肉は 60 日、骨は３年ほどで細胞が入れ替わります。

３年前の自分と今の自分が同じ自分だと思われますが、細胞はほとんど全てが別のものに入れ換わっているのです。

参考

■分子量

分子量とは、物質の重さを表す化学の単位です。体重なら「kg」、お金だったら「円」のように何か単位が付きますが、分子量に関しては、数字単独で表現します。例えば、水の分子量は 18、ブドウ糖の分子量は 180 になります。

ちなみに、腸から吸収される大きさは、分子量 500 〜 1,000 くらいまでと一般的には言われていますが、腸の状態などにも左右されます。

■水溶性と脂溶性

水に溶けやすい性質のものを水溶性、油に溶けやすい性質のものを脂溶性と言います。一般的に油に溶けやすいものの方が体に蓄積されやすいため、脂溶性のものは過剰に摂りすぎると副作用が出やすい傾向にあります。ビタミンで言うと、ビタミン A、D、E、K が脂溶性です。

他方、水溶性のものはたくさん摂っても尿から排泄されやすいため、蓄積や副作用が問題になることはほとんどありません。ビタミンで言うと、ビタミン B 群やビタミン C が水溶性です。

Q.2 代謝栄養療法を行うことなしに、他の治療を行うことが無駄なのはどうしてですか？

■答え

物事には順序があります。最低限しなくてはならないことがあります。代謝栄養療法は一番最初に、最低限しなくてはならないことなのです。

例えば、クーラーを使う時は、電源を入れてから、温度調節などをします。仮に、温度調節をしても電源を入れていなければ機能しません。そのように、一番最初にすべきことで、一番根本的なこと、それが代謝栄養療法なのです。

ですから、きちんと代謝が行われていない状態で治療を受けても無駄ですし、時に有害になってしまうこともあるのです。

■解説

どんなに良い薬でも、消化吸収されなければ、体内に入っていきません。つまり、胃腸粘膜が正常であることが必要です。

どんなに吸収されても、目的の場所に届かなくては意味がありません。つまり、血流を良くすることが必要です。

例え目的の場所に到達しても、細胞内で利用されなくてはいけません。つまり、細胞膜の正常化が必要です。

他方、便秘などがあり、不必要なものは排出されなくては困ります。つまり、川の流れのように、栄養や老廃物が流れていることが必要です。

これらを改善するのが代謝栄養療法の目的であり、改善されることなく、薬やら何やらを摂ったとしても、そもそも無意味であることがお分かり頂けると思います。そこまで行かなくても、薬の十分な効果が得られなかったり、副作用ばかりが出てしまったりすることは容易に想像がつくと思います。

また、薬は結局は異物ですから、体を作る材料にはなり得ません。体を作る材料になり得るのは栄養素だけです。しかも、毎日毎日、体は作り変えられているのです。それを理解して頂けたら、薬を飲む前に考えるべきことは、ご自身の栄養状態であることがお分かりになるでしょう。

全てを差し置いて、何よりもまず第一にすべきことが、代謝栄養療法なのです。

Q.3 これだけ食べ物があふれている時代に本当に栄養不足なんてあるのですか？

■答え

厚生労働省の国民栄養調査でも確認されているように、日本人は栄養不足です。そして、何か 1 つでも、大切な栄養素が欠けてしまうと、生体内での化学反応がうまく進まないため、思わぬ事態になりかねません。

■解説

栄養士と話をしてみると、日本の栄養学はカロリーベースであることが分かります。病院食もカロリーと 3 大栄養素のタンパク質、脂質、炭水化物のバランスを考えて作っているようです。これだけ肥満とかメタボ（メタボリック）などの言葉が飛び交っている現実からも、確かにカロリーは十分足りていると思います。

しかし、大切なのは必要な栄養素を、必要なだけしっかり摂れているのかということです。つまり、バランスではなく、必要量について考えることが大切なのです。

必要な栄養素としては 3 大栄養素以外に、ビタミンやミネラルが欠かせません。ビタミンやミネラルを加えて 5 大栄養素とも言います。

特に、このビタミンやミネラルに関して、耳を疑うかもしれませんが、現代人は実は深刻な栄養不足状態です。飽食の日本にいながら、多くの現代人が栄養不足であることは厚生労働省の国民栄養調査でも確認されています（表

■日本人の栄養素摂取状況（対象：30 ～ 39 歳：男女）

男性	1日所要量	実際
食物繊維	19.0g	**13.7g**
ビタミンA	850μg	**577μg**
ビタミンB1	1.4mg	**1.0mg**
ビタミンB2	1.6mg	**1.2mg**
ビタミンB6	1.4mg	**1.3mg**
ビタミンC	100mg	**86mg**
カリウム	2900mg	**2181mg**
カルシウム	650mg	**453mg**
マグネシウム	370mg	**242mg**
亜鉛	12mg	**9mg**

・各栄養素の栄養不足の比率

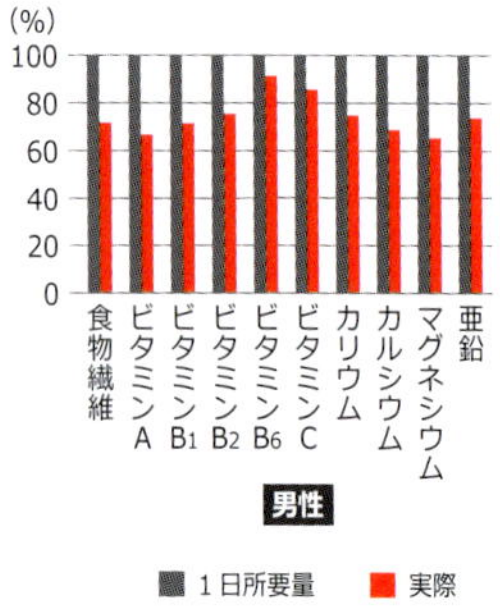

女性	1日所要量	実際
食物繊維	17.0g	**12.60g**
ビタミンA	700μg	**472μg**
ビタミンD	5.5μg	**5.30μg**
パントテン酸	5.0mg	**4.6mg**
カリウム	2800mg	**1909mg**
カルシウム	650mg	**428mg**
マグネシウム	290mg	**204mg**
リン	900mg	**829mg**
亜鉛	9.0mg	**7.0mg**

・各栄養素の栄養不足の比率

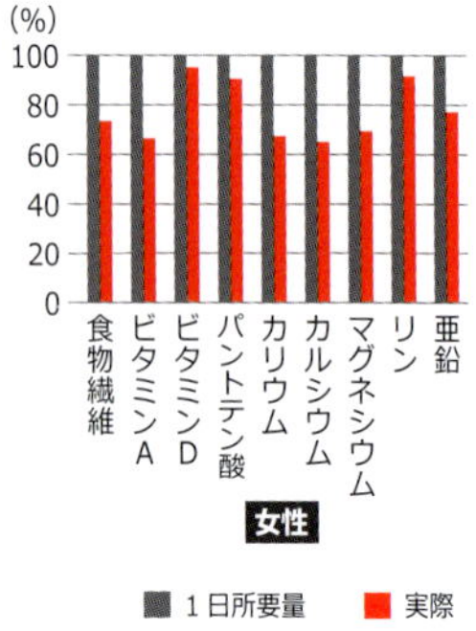

※厚生労働省「国民栄養調査」より

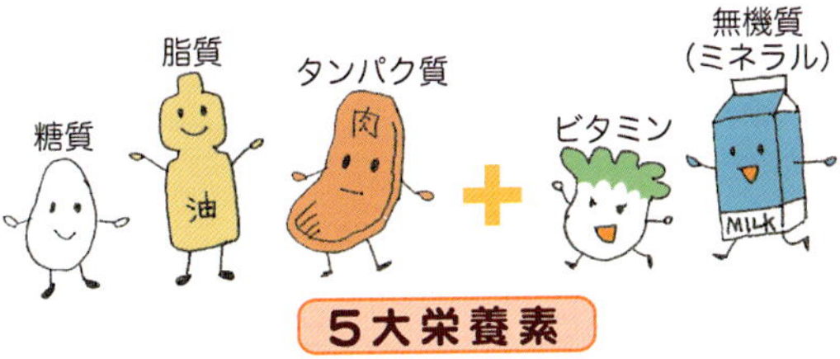

を参照）。

これは、外食が多くなったことや、ジャンクフードなどの栄養の偏った食事が流通している現状、食の欧米化に伴う野菜摂取量の減少など、様々な現実を反映したデータだと思います。

ちなみに、体を作るために必要な栄養素は、単独ではなく、お互いに作用しながら健康を維持しています。例えば、糖質や脂質（Q.15 ～ 18 参照）をエネルギーに変えるにはビタミンB群が不可欠ですし、筋肉がうまく収縮するにはカルシウムやマグネシウム、カリウムなどのミネラル（Q.12 ～ 14 参照）が密接に関わっています。コラーゲンを作るために、アミノ酸だけを摂取してもビタミンCがなければ合成出来ません。

つまり、何かの栄養素が足りないと、せっかく摂取した栄養素も十分に活かされないということになってしまうのです。

Q.4 どうしてこんなに栄養不足なのでしょうか？

■答え

必要な摂取栄養素が減ってしまっていることが、１つの原因です。その理由としては、食生活の変化による摂取栄養素の偏りや、土壌の疲弊による野菜・果物などに含まれる栄養素の低下などが挙げられます。

また、栄養消費量が増えていることも原因の１つです。現代人は、寒冷、騒音、紫外線、電磁波、排気ガス、タバコの煙、薬物、食品添加物、炎症、感染など、常に様々なストレスにさらされた結果、栄養消費量が増えてしまうのです。

このように、体の外から入ってくる栄養素は減っているのに、体の中で使われる栄養素が増えていることが、栄養不足の原因となっています。

■解説

野菜摂取量の減少、インスタントフード・冷凍食品・バランスの悪い食生活による摂取栄養素の偏りに加えて、そもそも食べる野菜や果物自体の栄養素の低下が大きく影響しています。

通年栽培によって、１年を通していろいろな野菜が食べられるようにはなりましたが、それだけ土壌自体の栄養が低下し、その栄養不足の土地で栽培された野菜に含まれている栄養素が減少しているのです。

■野菜に含まれる栄養素減少の推移

100グラム当り	カルシウム			ビタミンC		
科学技術庁の日本食品標準成分表	三訂 昭和38年	四訂 昭和57年	五訂 平成12年	三訂 昭和38年	四訂 昭和57年	五訂 平成12年
ほうれん草	98mg	55mg	**49mg**	100mg	65mg	**35mg**
大根	190mg	30mg	**24mg**	90mg	15mg	**12mg**
かぼちゃ	44mg	17mg	**20mg**	20mg	15mg	**16mg**
こまつな	—	—	—	—	75mg	**33mg**

野菜	栄養素	1951年（昭和26年）	1982年（昭和57年）	2000年（平成12年）
ほうれん草	鉄分	13.0mg	3.7mg	**2.0mg**
大根	鉄分	1mg	0.3mg	**0.2mg**
にんじん	鉄分	2.1mg	0.8mg	**0.2mg**
りんご	鉄分	2.0mg	0.1mg	**0mg**

例えば、ほうれん草に含まれるビタミンCの量は50年前の10%程度、トマトに含まれるビタミンCは50%程度、ニンジンに含まれるベータカロチンは30%程度、キュウリに含まれるビタミンCは10%程度と驚くほど栄養素が減少していることが科学技術庁（現：文部科学省）のデータで明らかにされています。「野菜をいっぱい食べている」、「食事は絶対に欠かさない」といった状況でも、食べ物自体の栄養素が減少していれば、摂取できる栄養素も必然的に減少してしまいます。

他方、ストレスを感じると人は、ビタミンCなどを多量に消費してしまいます。マウスにストレスをかける実験では、ビタミンCの消費量は約10倍近くまで上昇することが確認されています。ストレス社会に生きる私たち現代人にとって、ストレスを避けることが非常に難しくなっています。ストレスと言うと、精神的な意味でだけ捉えられる方が多いかもしれませんが、寒冷、騒音、紫外線、電磁波、排気ガス、タバコの煙、薬物、食品添加物、炎症、感染なども全てがストレスの原因です（ストレスの話は Q23、Q25 で説明します）。

　ストレスがかかると体内で抗ストレスホルモンが作られるのですが、その際に、多くの栄養素が消費されてしまうのです。つまり、現代はより多くの栄養素を必要としている時代と言えるのです。

　だからと言って、いくら食べ物自体はたくさんあるとはいえ、昔の人に比べて 5 倍から 10 倍の量の食事を摂ることはさすがに無理でしょう。

　これらから分かる通り、野菜や果物などを含めて、食事だけでは必要な栄養素のみを必要なだけ体内に補給することは難しいのです。それ故に、必要な栄養素を必要量補給できるサプリメントの服用は、とても有効な手段です。

　その際、栄養学などの理論やエビデンスをもとに、必要な栄養素をきちんと考えた上で提供されたサプリメントを選びましょう。信頼のおける会社のサプリメントを服用することは、現代社会を生き抜く皆さんの美容や健康に対して、安心感を与えるものとなるでしょう。

　私が代謝栄養療法で皆さんに提案したい主な栄養素は次のものです。

・ヒト必須アミノ酸
・ビタミン（ビタミン C、B 群、E）

・不足ミネラル（カルシウム、マグネシウム、鉄、亜鉛、セレン、クロム）
・不可欠脂肪酸

これらは、日々生まれ変わる人間の体に最低限必要不可欠なもので、野菜や果物に多く含まれていますが、それでも現代人には不足していると考えられるものだからです。これら栄養素は、互いに協力し合いながら、人間の体を作り上げげたり、人間の生命活動を行っているので、どれか１つだけ摂ればいいというものではありません。体の中で起こっている反応は、様々な段階を経て、様々な栄養素の存在の上に成り立っているのです。

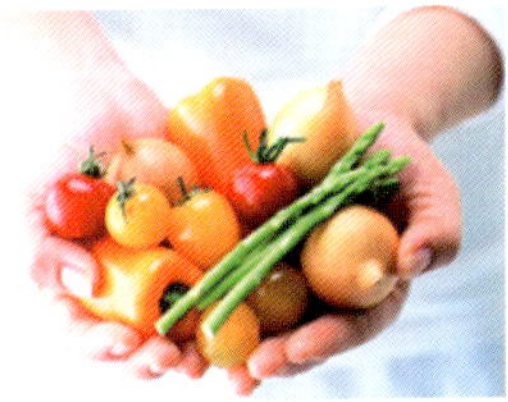

また、これらの栄養素は、体の中の様々なところで必要とされています。そのため、体全体で見たときに必要とされている量がなくては、あるところでは機能したけれども、別のところでは機能しないということが起こってしまいます。

もちろん、割合も大事ですが、本当に大切なのは必要量（絶対量）です。その人の体全体が要求している絶対量がなくては、その人の体の中で起こるべき化学反応のいずれかが、犠牲を強いられてしまうことになるのです。

生きていくためには、炭水化物や脂質も当然、必要ですが、これら（一部の脂質を除く）は普段の食事から十分に摂れているはずですから、サプリメントで摂る必要はないでしょう。

もちろん、一番の理想は食事から必要な栄養素を十分量摂ることです。それが出来ない現実だから、仕方なくサプリメントを摂る必要があるのだと考えて下さい。決して、サプリメントだけを摂ればいいなどと思わないで下さい。食事の中には、まだ発見されていないビタミンや抗酸化物質など健康、美容に不可欠なものがたくさん存在するかもしれないのですから——。

では次から、私の提唱する、代謝栄養療法に必要な個々の栄養素について、お話ししていきましょう。

Q.5 タンパク質（プロテイン）というのは運動選手が摂るものではないのですか？

■答え

私たち人間にとって、体を作る上で最も大切なもの、それがタンパク質です。英語でプロテインと言います。例えば、コラーゲンは、血管壁の主原料でもあり、肌に弾力を与える役目も果たしますが、タンパク質によって出来ています。体の中の様々な化学反応に必要な酵素もタンパク質で出来ています。このように、ありとあらゆる場面でタンパク質が必要なのです。

ヒトの体を作るタンパク質は、20 種類のアミノ酸により構成されています。それらアミノ酸のうち、体内で作ることが出来ないため、食事から摂らなければならないアミノ酸のことを必須アミノ酸と言います。運動選手が主に必要としているのは、その中の一部分です。生きる上で体全体が要求しているアミノ酸の組成とは異なるのです。

ですから、人間の体を構成しているヒト必須アミノ酸を摂ることが大切なのです。

■解説

タンパク質というと、やはり筋肉を思い浮かべる人が多いと思います。肉から、タンパク質を連想される方も多いかもしれません。

タンパク質はアミノ酸という物質が集まって出来ています。

アミノ酸にはたくさんの種類がありますが、ヒトの体を構成するアミノ酸は 20 種類です。

　ヒトは、20 種類のうち、11 種類のアミノ酸は程度の差はあれ、体の中で作ることが出来ます。ですから、その 11 種類のアミノ酸は必ずしも外から摂り入れる必要はありません。そのため、これらのアミノ酸を「外から摂る必要が必須ではない」という意味で、非必須アミノ酸と言います。「欠くことが可」という意味で可欠アミノ酸とも言います。

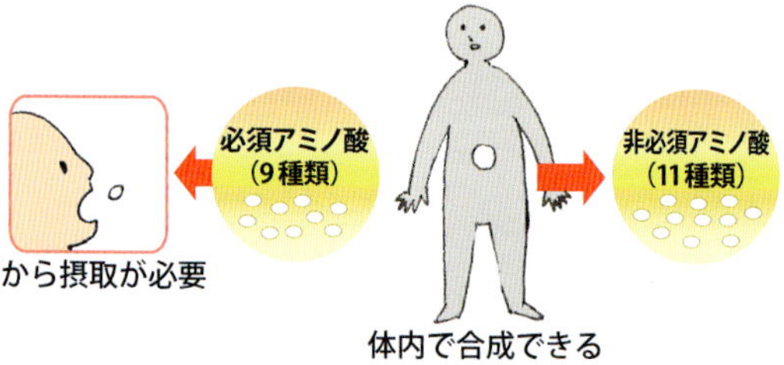

　他方、残りの 9 種類は体の中で作ることができないので外から摂り入れることが必須であり、かつ、体を作るために欠くことが出来ないものなのです。この理由で 9 種類のアミノ酸を「必須アミノ酸」（不可欠アミノ酸とも言う）と呼びます。

　必須アミノ酸がどれ程重要であるかを説明するために、例としてネコの話をしましょう。

　ネコにドックフードばかりを食べさせてみたらどうなるか知っていますか？　ドックフードには、タウリンというアミノ酸が含まれていません。何故なら、イヌにとってタウリンは非必須アミノ酸であり、体内で作ることができるのです。しかし、ネコにとっては必須アミノ酸（つまり体内で作ることは不可能、正確には活性が弱くほとんど作れない）であり、タウリンを外から摂らなければならないのです。そんなネコに、タウリンの含まれていないドックフードだけを与えていたら、ネコは失明をしてしまいます。

このように、必須アミノ酸は生きていく上で必要不可欠なのです。また、何が必須かは生物によって異なっており、人間に必須なアミノ酸のことを「ヒト必須アミノ酸」と私は呼んでいます。

当然、人間ではこんな実験など出来ませんので、ある必須アミノ酸を摂らないことでどのような症状が出るのかはっきり分かりませんが、少なくても大きな問題を引き起こすことは予想がつくと思います。

実際には、人間が普通の生活をする限りにおいては、何かの必須アミノ酸が完全に欠如するなどということはあり得ないでしょう。ただし、程度の差はあれ、大切な必須アミノ酸がもし不足することがあれば、何らかの体の変調を来すだろうということは容易に想像がつくことだと思います。

なお、アミノ酸がたくさんつながるとタンパク質になりますが、アミノ酸が数個つながってできたものを特にペプチドと言います（Q7 参照）。

体の中では、これらアミノ酸を使って、生きていくために必要なものを、日々作り出しているのです。肌のコラーゲンやエラスチンなどの材料もタンパク質で、作るためには

■必須アミノ酸と非必須アミノ酸

必須アミノ酸	非必須アミノ酸
イソロイシン	グリシン
ロイシン	アラニン
メチオニン	セリン
フェニルアラニン	アスパラギン酸
スレオニン	アスパラギン
トリプトファン	グルタミン
バリン	グルタミン酸
ヒスチジン	アルギニン
リジン	システイン
	チロシン
	プロリン

■タンパク質とアミノ酸とペプチドの関係

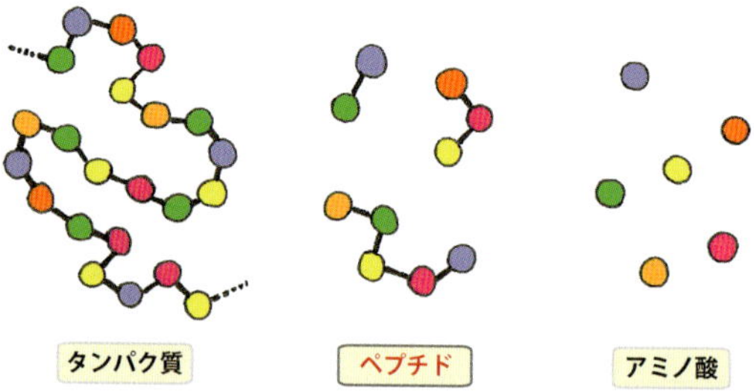

アミノ酸が必要です（Q7 参照）。コラーゲンは肌の弾力を与えるだけではなく、血管壁を作る主成分でもあるので、動脈硬化の人にも必要不可欠なものです。

また、細胞の受容体から、免疫細胞に至るまで、タンパク質は人間の体を作る上で欠かせません。

さらに、代謝には生体内の化学反応を助ける酵素が不可欠ですが、その酵素もタンパク質で出来ています。つまり、身体のあらゆる場所で不可欠なのがタンパク質なのです。ということは、そのタンパク質の材料であるアミノ酸がいかに大切であるかご理解頂けることと思います。タンパク質（アミノ酸）は、生きていく上で特に重要な栄養素であるのです。

もし、このタンパク質（アミノ酸）の補給なしに「健康になりたい！」「美しくなりたい！」と言う人がいたとしたら、それは勉強をまったくしない人が「試験に受かりたい！」と言っているようなものです。

参考　筋肉と分岐鎖アミノ酸

参考までに、筋肉の話をしますと、筋肉に大切なアミノ酸がバリン、ロイシン、イソロイシンというもので、これら３つのアミノ酸は枝分かれの構造をしているので、これらを総称して BCAA (Branched Chain Amino Acid：分岐鎖アミノ酸）と言います。

筋肉を構成している必須アミノ酸の約 30 ～ 40% が BCAA で、筋肉のタンパク質分解を抑制し、筋肉を維持する上で大切なアミノ酸です。筋トレの後に、傷ついた筋肉を修復して太くするためには、これらのアミノ酸が不可欠です。

ですから、スポーツ選手はプロテインを飲んでいるのです。プロテインを飲まずに筋トレだけしていると、筋肉を壊すだけで新しい

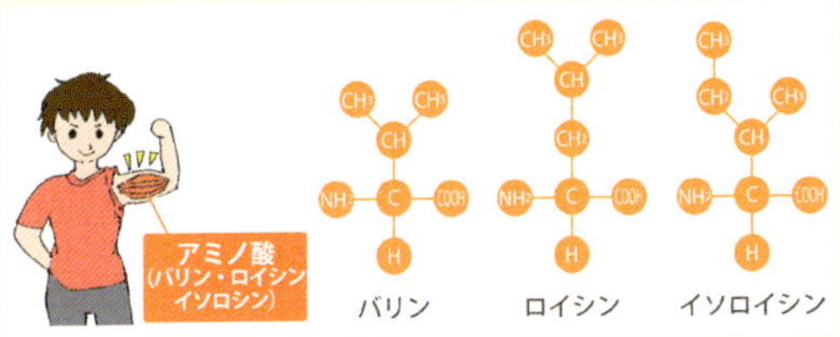

材料が提供されないことになりますから、筋肉は衰えていくばかりです。

また、体は糖質や脂肪をエネルギー源として利用しますが、それらが不足してくると、自らの筋肉中のタンパク質を分解し、BCAA をエネルギー源にしてしまいます。

このことを糖新生と言いますが、この状態が続くと、筋肉は損傷し、筋力の低下をまねいてしまいます。ですから、適度な血糖値を保つことは重要です。

甘いものも 1 度に食べて、急激に血糖値を上げ過ぎるのはあまり良くないのですが、血糖値が一定になるようにすることは良いことです。

Q.6 タンパク質だったら何でもいいのですか？私は大豆プロテインを飲んでいます。

■答え

前述のように、タンパク質は、筋肉にも、肌にも、血管にも、その他、いろいろな場所で欠かせないものです。ですから、それら全てを総合して考えることが大切です。人間の体全体を作っているアミノ酸の割合に合ったタンパク質を摂りましょう。

体全体が必要としている必須アミノ酸の割合を示したものとして、「プロテインスコア」という基準があります。タンパク質の観点からいくと、プロテインスコア 100 のものを摂ることが理想です。プロテインスコアが 100 未満であるということは、せっかく摂取しても必須アミノ酸の一部が無駄になってしまうことを意味します。

人間の体を構成している必須アミノ酸の割合に合った、ヒト必須アミノ酸を必要量摂ることが重要なのです。

■解説

タンパク質は、最低、体重の 1000 分の 1 の量を毎日摂ることが必要です。例えば、体重 60kg の人では、60g のタンパク質が必要です。ただ何も考えずに、量だけを摂れば良いというわけではありません。先ほどの 60g は、プロテインスコア 100 のタンパク質で 60g です。もし、プロテインスコアが 50 であるならば、120g になります。

また、外傷があったり、ストレスがあったり、手術、化学療法などの治療を受けていたりする場合には、もっと必要になってきます。現在の食事事情などを考慮すると、サプリメントで摂らないとタンパク質不足になりかねません。

他方、食事で足りているとしたら、その人はカロリー過多となっている可能性があります。私の考えでは、適度な食事に加えて、きちんと考えて作られたヒト必須アミノ酸を、必要量摂ることが良いかと思われます。

では、ヒト必須アミノ酸とは何のことでしょうか。前述のように、必須アミノ酸は体内で作ることが出来ないため、外から摂取しなければなりません。しかも、体が要求する割合に従って摂り入れる必要があります。何故、この割合が大切なのかというと、どれか１つでも必須アミノ酸が不足してしまうと、他の必須アミノ酸をしっかり摂っていたとしても、体全体としてはうまく機能できなくなるからです。

「生物がどれだけ成長できるかは、必要なもののうち最も不足しているものの量で決められる」という考え方を『リービッヒの最小律』と言います。よく、壁板の高さが異なる樽から水があふれ出す図で説明されます。

※桶を作っている板の長さにバラつきがあると、水は一番少ない所（板の短い所）までしか溜まりません。このことを体に置き換えると、板の長さが食品におけるそれぞれのアミノ酸の含有量、溜まった水の量は全体として機能できている不可欠アミノ酸の量と考えることができます。図では、小麦粉はリジンやバリンが少ないため、他の必須アミノ酸をたくさん摂っても、桶から水が溢れてしまうことが分かると思います。これはあくまで小麦粉を構成するアミノ酸であり、人間に必要なヒト必須アミノ酸とは組成が違うことを意味しています。

■リービッヒの最小律

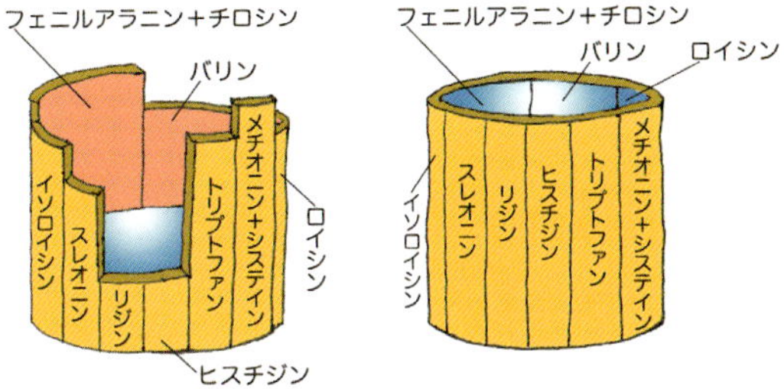

また、使わないアミノ酸があると、それを排除しようとして、結果的に腎臓に負担をかけてしまいます。余ったアミノ酸の燃えカスがUN（尿素窒素）で、病院の血液検査の項目でご覧になった人もあると思います。

それぞれの食べ物において、人間が必要としている不可欠アミノ酸の割合から見て、どれくらい合っているのかを評価した指標が「プロテインスコア」というもので、最大値100で表わされます。

つまり、「人間が必要としている必須アミノ酸の割合が良い＝プロテインスコアの高いタンパク質＝ヒト必須アミノ酸」となります。出来るだけプロテインスコアの高いタンパク質を日頃から摂取できるように、主な食べ物とプロテインスコアを紹介しておきます。ちなみに、体に良いイメージの納豆もプロテインスコアは55しかありません。100点満点なものは卵、しじみ、あみ類くらいしかありません。

とはいえ、卵やしじみなどのプロテインスコア100点のもので毎日タンパク質を十分量摂ることは、現実的には厳しいですので、外部から補給する必要があります。人間の

■プロテインスコア

プロテインスコア			
100	鶏卵、しじみ、あみ類	72	カニ、タコ
96	サンマ、鶏レバー	71	魚肉ソーセージ
94	豚レバー	69	ワカメ、ゴマ、麦
91	イワシ	66	鮭、筋子、ホタテ、サザエ
90	羊肉、ボラ、豚肉	64	タラコ
89	アジ、マグロ、ハマグリ	61	アワビ
88	牛レバー	56	うどん、大豆、小麦粉
87	鶏肉	55	納豆、そら豆
86	イカ	51	豆腐、とうもろこし、トマト
85	そば	48	ピーナッツ、じゃがいも
84	ロースハム、アサリ	44	食パン、味噌
83	チーズ	41	ほうれん草
80	牛肉	40	みかん
79	牡蠣	36	さやえんどう
76	里芋、ウインナー	23	マッシュルーム
74	柿、牛乳	18	しいたけ
73	エビ、米飯	16	コーンフレーク

※出典：国際連合食糧農業機関（FAO）タンパク質必要量委員会

体を構成している必須アミノ酸の割合に合った、ヒト必須アミノ酸を必要量摂ることが重要なのです。

しかし、市販のものが本当にプロテインスコアを考慮して配合されているのかは疑問です。例えば、「大豆プロテイン」という、大豆からのタンパク質のみでできているものは、プロテインスコアは 56 ですので、いかに人間の体が要求する必須アミノ酸と組成の割合が異なるか納得できると思います。また、牛乳の中に含まれるホエイタンパク（乳清タンパク）という成分を抽出したホエイプロテイン（乳清プロテイン）ですと 74 で、これも偏っていることが分かると思います。やはり大切なのは、人間の体が要求する組成に合ったヒト必須アミノ酸を必要量摂ることなのです。

また、プロテイン製品のコストを下げるために遺伝子組み換えをした作物のタンパク質を使用することがあります。現在、遺伝子組み換え作物が安全であるという明確な根拠はありませんので、「遺伝子組み換えでない」という表示を確認した方が良いと思われます。

名　称	○○○
原材料	大豆（遺伝子組み換えでない）
内容量	300g
賞味期限	○年△月×日
保存方法	要冷蔵
製造者	○○食品株式会社 東京都○○○

Q.7 肌に良いと言われ、コラーゲンを飲んでいますが実感がありません。飲む量が足らないのでしょうか？

■答え

代謝の第一歩は消化、吸収でした。吸収されなくては働きません。また、吸収されたものが、体の中のどの場所で、何として働くのかには個体差があります。

コラーゲンはそのままでは吸収されませんので、いったんアミノ酸などに分解されます。分解されて吸収されたアミノ酸は、体の中の様々な場所で材料として使われるので、必ずしも肌をきれいにするのに用いられるとは限りません。

肌をきれいにしたい人も、一番最初にすべき、最も大切なことは、体全体が必要としている組成に合ったヒト必須アミノ酸を摂ることです。

■解説

コラーゲン分子は、図のように棒状の形をしたタンパク質(ポリペプチド)が3本、3つ編みのように絡み合って、ロープのような構造になっています。これが規則的に集合し、さらにこの分子同士がビタミンCを用いて橋のようなもの(架橋）を作って結びつき、ねじれて結合強度を高くしているのがコラーゲン繊維です。コラーゲンというのは比較的に大きなタンパク質です。

前述のように、タンパク質は分解されると最終的にアミノ酸になります。アミノ酸に至る前に部分的に分解されて出

■コラーゲン繊維とコラーゲン分子の構造

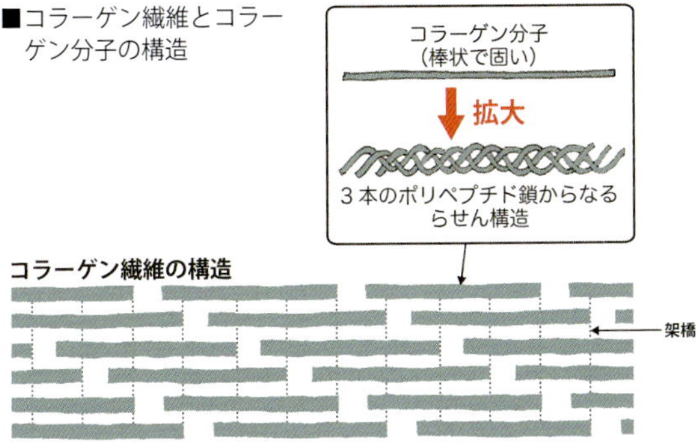

来るものがペプチドです。ペプチドの中でも、アミノ酸が２つくっついたものをジペプチド、３つくっついたものをトリペプチドと言います。ちなみに「ジ」とは「２」、「トリ」とは「３」という意味です。

栄養素は体内では腸（小腸）で吸収されますが、一般的に、大きなものをそのまま腸から吸収することは出来ません。人が腸で吸収できるのは、消化されて小さくなったものです。タンパク質は、最小のアミノ酸かジペプチドかトリペプチドくらいに分解され、糖質は、単糖類という糖の一番小さい単位に分解され、脂質は、グリセロールと脂肪酸に分解され、初めて吸収されるのです。

コラーゲン分子は特殊な３重のらせん構造を持ち、結合力も強いので、胃や腸に存在する普通のタンパク質分解酵素（ペプシンなど）では分解されず、コラゲナーゼなどの特別な酵素を必要とします。

仮に、コラーゲンがきちんと分解されて、体内に吸収出

■タンパク質の吸収の様子

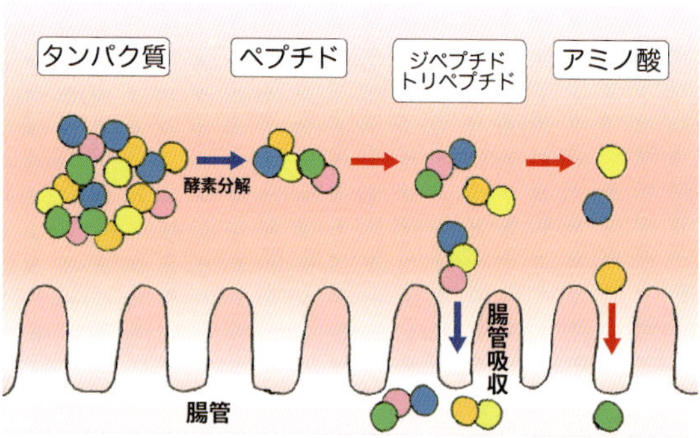

来たとしても、必ずコラーゲンに生まれ変わるとは限りません。何故なら、吸収されたアミノ酸は、体全体の要求に応じて順次使われるからです。体内でコラーゲンよりも必要とされているタンパク質があれば、そちらを作ることを優先的にアミノ酸が使われてしまうのです。どの順番で使われるかは、遺伝的個体差によるものです。

　また、仮にコラーゲンを作ることに利用されるとしても、ビタミンＣがなければ作れません。結局は、体全体が要求しているヒト必須アミノ酸、その他ビタミンなどの栄養素を摂ることがまず第一で、美肌目的で仮にコラーゲンを摂るにしても、あくまでその次の話になるでしょう。

　前述のように、肌も代謝（生まれ変わりのサイクルは約28日）していますので、常に自分の肌を作るための新しい材料を提供し続けなくてはならないのです。十分なタンパク質、ミネラル、ビタミンなくして、肌がキレイになることはあり得ません。

結局、コラーゲンだけをいくら摂っても、肌だけが特別、美肌になるなどということはあり得ないのです。

繰り返しますが、栄養素はそれ単体ではなく、お互いに作用し合いながら、人間を作り、健康を維持していますので、何か 1 つを摂っただけでどうにかしようとすること自体が問題なのです。

参考　肌とタンパク質

肌（皮膚）は表皮と真皮で出来ています。表皮は皮膚の一番外側にある細胞層で、厚さは平均約 0.2mm で防御・保護作用がきわめて高くなっています。真皮は皮膚の本体ともいえる部分で、肌のハリや弾力の源となっています。厚さは表皮の 10 倍の平均約 2mm です。

真皮のタンパク質に注目してみましょう。真皮は皮膚の約 90%を占めていますが、コラーゲンが約 70%、エラスチンが 5%を占めています。真皮内のコラーゲン線維はゴムのように弾力が

皮膚の構造

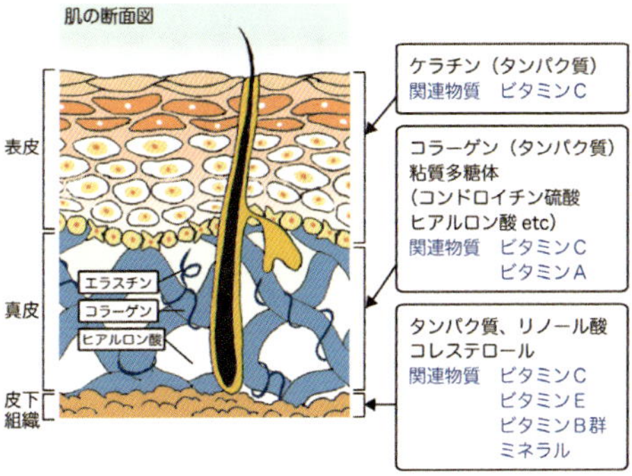

あり、ハリや弾力を生み出しています。エラスチンは、コラーゲンの繊維をつなぎとめるように支えています。

このように、タンパク質によって肌のハリや弾力が維持されているのです。美肌エステに行く前に「肌を再生するために十分なタンパク質（ヒト必須アミノ酸）が摂れているのか？」と自問自答してみてください。

肌に必要な栄養素は以下の通りです。

(1) ビタミン

肌を美しく保ち、老化を防ぐにはビタミンの摂取が不可欠です。なかでも肌に関係が深いのは、ビタミンＣ、Ｂ群、Ａ、Ｅです。

・ビタミン C

シミの原因となるメラニン色素の生成をおさえますし、コラーゲンの合成に不可欠です。不足すると、不完全なコラーゲンになったり、コラーゲンが十分出来なかったりするので、肌のハリが失われてしまいます。

・ビタミンＢ群

皮膚の新陳代謝を促し、肌の弾力性を保ってくれます。特にビタミン B2，B6 は皮脂の分泌を調節する働きがあり、不足すると、脂性肌になり、吹き出物が出来やすくなります。

・ビタミン A

皮膚の潤いに関係していて、不足すると、角質層が厚くなってカサカサしたり、ニキビができやすくなります。

・ビタミン E

末梢血管の血液の流れを良くして新陳代謝を活発にし、肌の血色を良くします。抗酸化作用も高く、肌の老化を防ぐ作用もあります。

(2) ミネラル

タンパク質の合成に不可欠な亜鉛、細胞の柔軟性を高めるセレン、皮膚の健康を増進するヨウ素、全ての細胞を養うリンなどのミネラルも肌にとっては重要な栄養素です。ただし、日本人に関しては、ヨウ素やリンは十分摂れていることが多いので、サプリメントで補う必要はないでしょう。

(3) 必須アミノ酸

水分を除く肌成分の約 70%はコラーゲンで、肌にハリを与えているのはコラーゲン繊維です。このコラーゲンの材料はタンパク質です。食べ物から摂ったタンパク質が体内でアミノ酸に分解され、皮膚の細胞でコラーゲンに再合成されますので、ヒト必須アミノ酸を十分に摂ることはとても大切なことです。

Q.8 DNAに書かれている遺伝情報とは何ですか？

■答え

「DNA」という言葉は聞いたことがある方も多いと思いますが、遺伝情報が書かれた書物に例えられることもあります。では、「DNAに書かれた遺伝情報とは何ですか？」と聞かれたら何て答えますか？　詰まってしまう人が多いのではないかと思います。

実は、DNAに書かれている情報は、たった1つなのです。それは、タンパク質の作り方だけです。タンパク質は、体の中の様々な場所で大切な働きをしていると前述しました。この体の中の様々な場所で大切な働きをするタンパク質の作り方こそが、両親から受け継いだものなのです。タンパク質の大切さを理解して頂けたかと思います。

■解説

DNAには、親から子へと受け継がれた遺伝子の情報が書かれています。その情報とは何についての情報かというと、タンパク質の作り方についての情報なのです。タンパク質がいかに重要なものであるかお分かり頂けたと思います。

では、その情報はどうやって読まれるのでしょうか。実は、DNAの並び方に従って、アミノ酸が順番にくっついていくのです。アミノ酸がつながっていくとタンパク質が出来るというお話は前述しました。このようにしてDNAに基づいてアミノ酸が順番にくっついた結果、タンパク質が出来て、それが生体内の様々な場所で重要な機能を果たすことで、人間の生命活動は営まれているのです。

DNAの情報を読み解くためにも、アミノ酸が必要不可欠です。ヒト必須アミノ酸を十分量摂ることがなければ、親から受け継いだDNAの情報を読むことすらも出来ません。ヒト必須アミノ酸の大切さが分かって頂けることと思います。

参考　DNAとタンパク質合成

DNAは図のように、梯子(はしご)のような構造がねじれて、らせん状をしています。梯子を真ん中で割いて、拡大して見ると、A（アデニン）、C（シトシン）、T（チミン）、G（グアニン）という4種類の塩基があるのが分かります。この塩基同士がくっつき合って、梯子のようなものになったのが、DNAなのです。

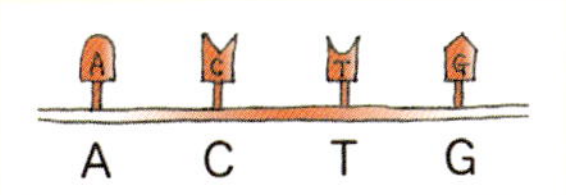

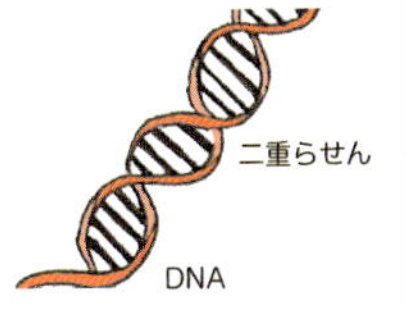

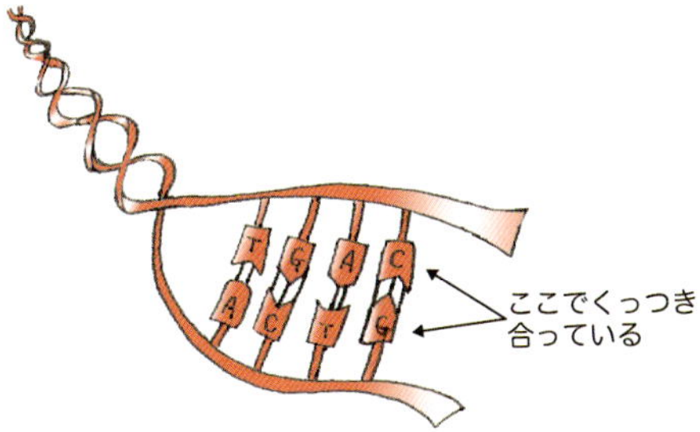

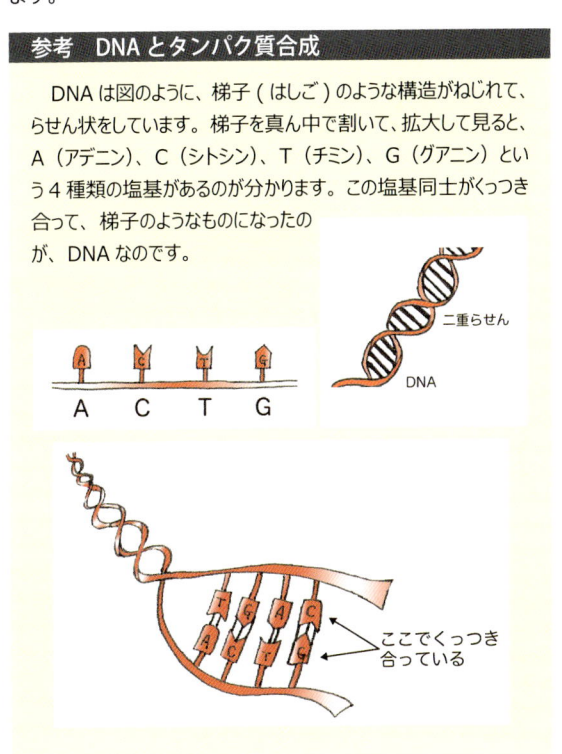

そして、A（アデニン）、C（シトシン）、T（チミン）、G（グアニン）という４種類の塩基の並び方に、DNAの遺伝情報の秘密があるのです。

何故ならば、これらの塩基が３個並ぶと、１つのアミノ酸になります。そして、もう３個並ぶとまた別のアミノ酸になります。そのように続けていくと、アミノ酸がつながって、タンパク質が出来るのです。つまり、タンパク質の作り方こそが、DNAに書かれた遺伝情報なのです。

例えば、１番目がA（アデニン）,2番目がT（チミン）,３番目がG（グアニン）と並んでいたとします。このとき、この３つの並び方を読み取って、それに対応したアミノ酸が１つ決められます。この例の場合は、メチオニ

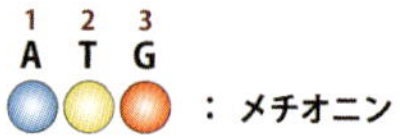

		2				
		T	C	A	G	
1	T	フェニルアラニン	セリン	チロシン	システイン	T
		フェニルアラニン	セリン	チロシン	システイン	C
		ロイシン	セリン	終止	終止	A
		ロイシン	セリン	終止	トリプトファン	G
	C	ロイシン	プロリン	ヒスチジン	アルギニン	T
		ロイシン	プロリン	ヒスチジン	アルギニン	C
		ロイシン	プロリン	グルタミン	アルギニン	A
		ロイシン	プロリン	グルタミン	アルギニン	G
	A	イソロイシン	スレオニン	アスパラギン	セリン	T
		イソロイシン	スレオニン	アスパラギン	セリン	C
		イソロイシン	スレオニン	リシン	アルギニン	A
		メチオニン	スレオニン	リシン	アルギニン	G
	G	バリン	アラニン	アスパラギン酸	グリシン	T
		バリン	アラニン	アスパラギン酸	グリシン	C
		バリン	アラニン	グルタミン酸	グリシン	A
		バリン	アラニン	グルタミン酸	グリシン	G
						3

ンというアミノ酸になります。

このような塩基の３つの並び方とアミノ酸の関係を表にするとP,50の表のようになります。

また、下図のようなDNA配列の時は、アミノ酸の配列は「M-A-S-T…」となるわけです。

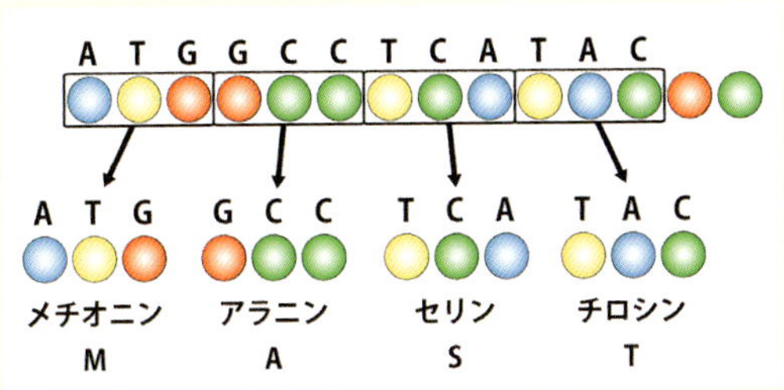

参考　DNAとタンパク質合成のまとめ

A（アデニン）、C（シトシン）、T（チミン）、G（グアニン）の４種類の暗号を３つずつ区切って解読すると、それに対応するアミノ酸になり、そのアミノ酸がつながってタンパク質が出来るの

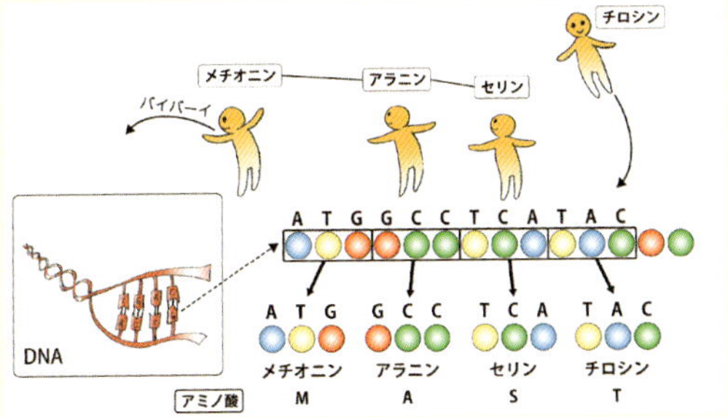

です。

前述したように、タンパク質を構成するアミノ酸は 20 種類あります。この 20 種類のアミノ酸がどの順番に並ぶかで、タンパク質の全体としての形（つまりタンパク質の種類）が決まります。

例えば、A － B － C のように並ぶとコラーゲンを構成するタンパク質、D － E － F と並べば筋肉を構成するミオシンというタンパク質といった具合です。もし、20 種類のうち、仮に何か 1 つのアミノ酸が全くないとすると、特定の並び方が途中で止まってしまい、結果としてタンパク質が作れなくなるのです。アミノ酸の大切さを理解して頂けたでしょうか。

ですから、体内では作ることが出来ない必須アミノ酸を、きちんと必要量摂ることが重要なのです。

Q.9 ビタミンCはどれくらい摂ったらいいのですか？

■答え

ビタミンCは、体内のかなり多くの場面で使われる栄養素です。しかも、現代社会においてかなり消費され得る栄養素でもあります。最低でも、一般的に言われている量の10倍以上が必要だと考えられます。

■解説

厚生労働省による成人の1日あたりの摂取推奨量は100ｍｇ（0.1ｇ）とされていますが、前述のようにビタミンCはストレスによって多量に消費されます。

現代社会は、寒冷、騒音、紫外線、電磁波、排気ガス、タバコの煙、薬物、食品添加物、炎症、感染、怒りや悲しみといった感情など、ストレスの原因となるものがたくさんあります。つまり、ビタミンCを多く消費しやすい環境にありますので、ビタミンCの補給は大切です。その際、ビタミンCはかなり大量に飲んでも副作用がない（あっても下痢などの症状）ので、最初から多めに摂ることが望ましいのです。

大量のビタミンCを摂取する健康法を提唱し、分子矯正医学と名付け、自ら実践したライナス・カール・ポーリングという人がいます（ノーベル化学賞とノーベル平和賞を2度受賞した唯一の人物）。「メガビタミン主義」とは彼が提唱したものですが、彼は常時ビタミンCをポケット

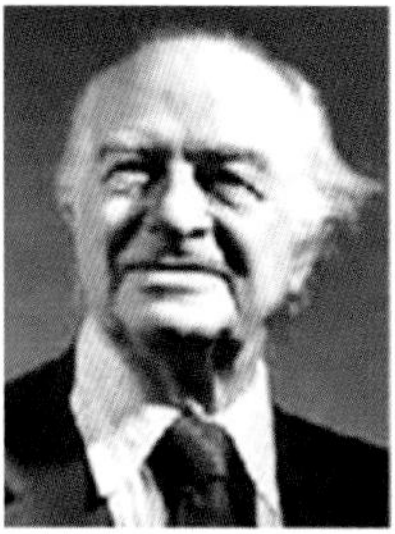
ライナス・ポーリング博士

に入れており、風邪の時など１時間おきに1000mg（１ｇ）、多い時では１日50000ｍｇ（50ｇ）のビタミンＣを摂ったそうです。50000mgと言えば、日本の推奨量である100mgのなんと500倍です。

確かに、ビタミンは大量に必要ですが、私は彼の考えに２つだけ指摘を加えたいと思います。

１つは、ビタミンだけを摂っても完全ではないということです。例えば、ビタミンは体内で補酵素という重要な役割を担います。補酵素とは、酵素がきちんと働くために補う物質です。酵素の主成分はタンパク質で、タンパク質だけで働くものもありますが、タンパク質だけでは機能しないものもあります。これは、機能させるための物質が不足しているからです。この足りない部分を補う物質がまさに補酵素であり、代表例がビタミンです。つまり、タンパク質（構成するために必要なヒト必須アミノ酸）とビタミンが揃って初めて酵素が機能する状態になり、活躍できるということです。ビタミンはあくまで「補」酵素であり、「主」酵素ではありませんので、主酵素の材料であるタンパク質（ヒト必須アミノ酸）がなくては、結局無意味です。

もう１つは、例えば、ビタミンＣだけを10000mg以上摂ると、過酸化水素という活性酸素が発生する可能性があります。そこで、これに対する酸化対策も必要にな

■補酵素とタンパク質の関係

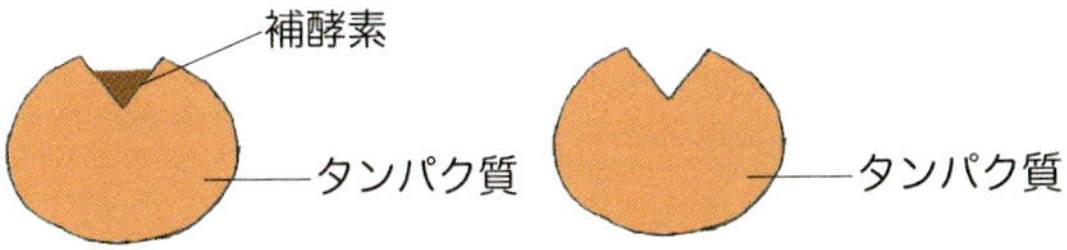

るということです。過酸化水素はがんに良いと言われる方もいますが、実際のところは不明です。ちなみに、タバコで発生する活性酸素も過酸化水素です（活性酸素に関しましては Q25 をご覧下さい）。

結局、何か 1 つだけを摂っても良くないばかりか、時にマイナスにさえなり得るのです。

私の代謝栄養理論では、必要なものを十分量摂ることを良しとします。その意味では、タンパク質（ヒト必須アミノ酸）も当然必要であるし、ビタミン C も 2000mg ～ 10000mg ぐらい摂ることが望ましいと考えます。もちろん、その他のビタミンやミネラルなども摂らなくてはいけません。

よくビタミン C の入ったジュースなどを見かけますが、いくらたくさんビタミン C が入っていると記載されていても、既に酸化されていて、ビタミン C 本来の機能を果たさないことがあります。

例えば、ウーロン茶にもビタミン C が入っているのにお気づきの方もいらっしゃるかと思われます。これは酸化防止剤として入っているだけなのです。酸化については、Q24 でお話しします。

Q.10 ビタミンB群とは何のことですか？

■答え

ビタミンB群とは、ビタミンB1、ビタミンB2、ナイアシン、パントテン酸、ビタミンB6、ビタミンB12、葉酸、ビオチンです。ビタミンB群は相互作用をしますので、どれか特定のものだけを摂るのではなく、それぞれ十分量をまとめて摂るようにしましょう。

■解説

ビタミンB群とは、水溶性ビタミンのうち、ビタミンB1、ビタミンB2、ナイアシン、パントテン酸、ビタミンB6、ビタミンB12、葉酸、ビオチンの8種の総称で、ビタミンB複合体とも呼ばれています。また、イノシトールやコリンなどを含める場合もあります。

■ビタミンB群の種類

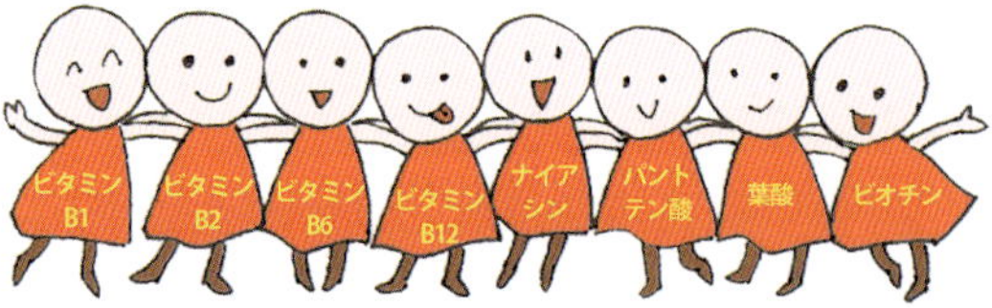

ビタミンB群は基本的に、3大栄養素である糖質・脂質・タンパク質がエネルギーに変わる代謝のサポートをします。それぞれの主な働きは表の通りです。

ビタミンB群は、あらゆる種類の酵素の補酵素として働いていますので、特に「代謝ビタミン」とも呼ばれ、私た

■ビタミンＢ群の種類と作用

ビタミン B1	・糖質の分解を助ける。 ・脳の中枢神経や手足の末梢神経を正常に保つ。
ビタミン B2	・糖質、脂質、タンパク質の代謝をサポートする。 ・健康な皮膚や髪、爪を作り、成長を促進する。 ・脂質の代謝、体内で過酸化脂質が出来るのを防ぐ。
ナイアシン	・糖質、脂質、タンパク質の代謝をサポートする。 ・脳神経の働きを助ける。 ・アルコールを分解するのを助ける。
パントテン酸	・糖質、脂質、アミノ酸の代謝をサポートする。 ・副腎皮質ホルモンの産出を促す。 ・ビタミン B6 や葉酸とともに免疫に関わり、感染症を予防する。
ビタミン B6	・脂質、アミノ酸の代謝をサポートする。 ・脂質の代謝をよくして脂肪肝を予防する。 ・健康な皮膚や被毛、歯を作る。 ・刺激の抑制に働く神経伝達物質の合成に関わる。
ビタミン B12	・葉酸と協力して、赤血球のヘモグロビンの合成を助け、悪性貧血を防ぐ。 ・神経細胞内の核酸やタンパク質などを合成したり、修復する。
葉酸	・ビタミン B12 と協力して、悪性貧血を防ぐ。 ・アミノ酸や核酸の代謝に関わり、造血、細胞分裂に関わる。
ビオチン	・糖質、脂質の代謝をサポートする。 ・髪や皮膚を健康に保つ。

ちが生きるための源であるエネルギーを作るのに不可欠です。エネルギー代謝はＴＣＡ回路（エネルギーを作り出す回路）に入ることでスムーズに行われます。このとき、ビタミンＢ群はお互いに関係し合って働くので、単独で摂るのではなく、まとめて摂る必要があります。

また、尿と一緒に排泄されてしまうので、こまめに摂取する必要があります。ビタミン B2 には色素があり、尿が黄色くなるので、尿から出ていくのが実感できると思います。

■ビタミンB群の働き

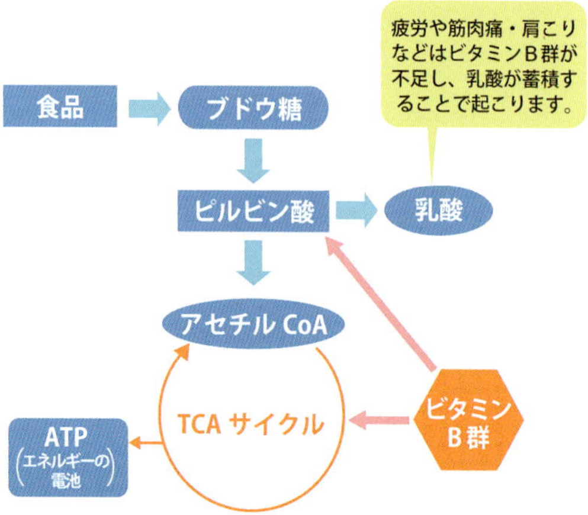

ビタミンB群は、現代で不足しやすい栄養素の1つと言われています。その理由としては、以下のような点が考えられます。

1. 食品の変化

食品の精製・加工・保存によってビタミンB群が減っている。

2. ビタミンB群の消費量が増えている

精製された白い食べ物、ストレス、過度のアルコール摂取、妊娠、授乳、加齢、過食などでビタミンB群の消費量が増えている。

3. 抗生物質の長期服用

ビタミンB群は一部腸内の細菌が作っているが、抗生物質を長い期間飲んでいる人は、腸内の細菌バランスが

■ビタミンB群が不足した時に起こる症状

ビタミンB1	糖質の代謝がうまくいかなくなり、その結果、乳酸などの疲労物質が蓄積し、疲労や筋肉痛の原因になります。また、手足のしびれやむくみが出てきます。極端に不足すると、腱反射に異常が起こり、脚気という症状が現われます。今どき脚気になどなるはずがないと思うかもしれませんが、現実には脚気によって循環器に障害が起こり、心肥大を起こす例もあります。
ビタミンB2	目や皮膚の炎症、また口内炎などが出来たり、子どもであれば成長障害を起こすこともあります。
ナイアシン	皮膚炎や下痢などを発症し、悪化すると憂うつ、頭痛などの神経障害を起こします。
パントテン酸	パントテン酸はいろいろな食品に広く含まれていますし、腸内細菌によっても合成されます。不足すると、頭痛や疲労、手足の知覚異常などの症状が見られることが報告されています。
ビタミンB6	ビタミンＢ６は、腸内細菌によっても合成されます。不足すると皮膚炎や貧血、神経系の異常が起こることがあります。
ビタミンB12	ビタミンB12は、腸内細菌によっても合成されます。小腸で吸収される時には、胃壁から分泌される物質の助けが必要なため、手術で胃を切除していたり、胃粘膜に病変があるなどの人には症状が見られます。欠乏すると神経痛、筋肉痛、悪性貧血などが引き起こされます。
葉酸	不足すると、新陳代謝が盛んな口腔に炎症が出来たり、肌荒れや疲労感などが現われます。腸管粘膜などは細胞の入れ換わりが激しいため、葉酸不足になると潰瘍になったりします。また、妊娠中の女性は注意が必要です。細胞分裂が活発な胎児を胎内に抱えているので、体の葉酸必要量が増え、妊娠していない時の２倍の葉酸が必要です。また、平成12年には、新生児の先天的な障害を予防するために、妊娠初期の妊婦が葉酸欠乏に注意するよう厚生労働省から通知が出ています。
ビオチン	ビオチンは微量ではありますがいろいろな食品に広く含まれていますし、腸内細菌によっても合成されます。抗生物質を長く服用して腸内細菌のバランスを崩すなどで不足してしまうと、脱毛、白髪などの髪に関する症状や、湿疹などの皮膚症状が現われます。さらに、疲労感や憂鬱、脱力感などとも関連しています。

乱れ、ビタミン B6 などの合成量が少なくなる。

なお、ビタミン B 群が不足した場合に起こる症状は、表（P.59）の通りです。

現代とは違い、栄養状態の悪かった時代におけるビタミン欠乏による代表的な病気は、下記の表の通りです。

なお、これら過去のものと思われているビタミン欠乏症の症状ですが、これだけ食べ物が豊かになったはずの現代において、ちらほら見え隠れしてきている現実は、なんとも皮肉なものです。

■世界 5 大ビタミン欠乏症

病名	欠乏ビタミン	内容
壊血症	ビタミンC	中世、大航海時代のヨーロッパで多くの犠牲者を出した病気。ビタミンCが不足すると、血管を構成するコラーゲンの生成障害が生じ、血管の損傷が起こるために出血してしまう。
ペラグラ	ナイアシン	ペラグラとは「粗い皮膚」という意味で、食欲低下、筋力低下、皮膚の湿疹から始まり、悪化すると幻聴や幻覚などの精神症状が現われる病気。 4D（dermatitis: 皮膚炎、diarrhea: 下痢、dementia: 精神神経障害、認知症、die: 死亡）でも有名。
悪性貧血	ビタミン B12 と葉酸	爪がスプーン状になることが特徴的。頭痛、めまい、嘔気、動悸、息切れ、食欲不振、下痢などの様々な症状を呈す。
くる病	活性型ビタミン D	乳幼児の骨が不自然に歪曲してしまう病気。鳩胸、O 脚、X 脚など骨格の形成不全が起こる。日照時間の少ない地域に住む人や、完全室内で日光に当たらない人に発症。太陽光不足によりビタミン D が活性化しないことによる。
脚気	ビタミン B 1	日本では「江戸わずらい」と呼ばれていたもの。症状は、全身の倦怠感、手足のしびれ、むくみ、動悸、精神症状など様々な症状を引き起こし、最終的には死に至る病気として恐れられていた。江戸時代末期、雑穀から白米の食事に代わったことにより、穀物に含まれるビタミン B 1 不足が起こった。

参考　エネルギー産生とビタミンの大切さ

参考までに、ＴＣＡ回路とアミノ酸の代謝では、各ビタミンＢ群が図（簡略化）のように関わります。

ビタミンＢ群、ビタミンＣが協力して様々なところで働くことで、はじめてエネルギーを作り出すことが理解できると思います。

エネルギーを作り出す観点だけから見ても、ビタミンＢ群、ビタミンＣをまとめて十分量摂ることが必要なのです。

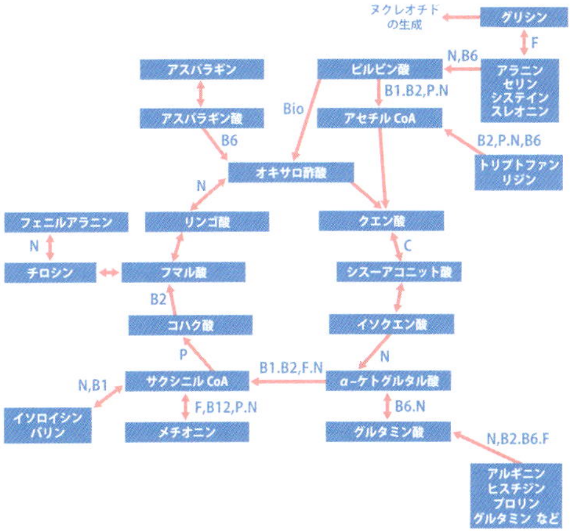

記号	B_1	B_2	N	P	B_6	B_{12}	F	Bio	C
ビタミン名	ビタミンB_1	ビタミンB_2	ナイアシン	パントテン酸	ビタミンB_6	ビタミンB_{12}	葉酸	ビオチン	ビタミンC

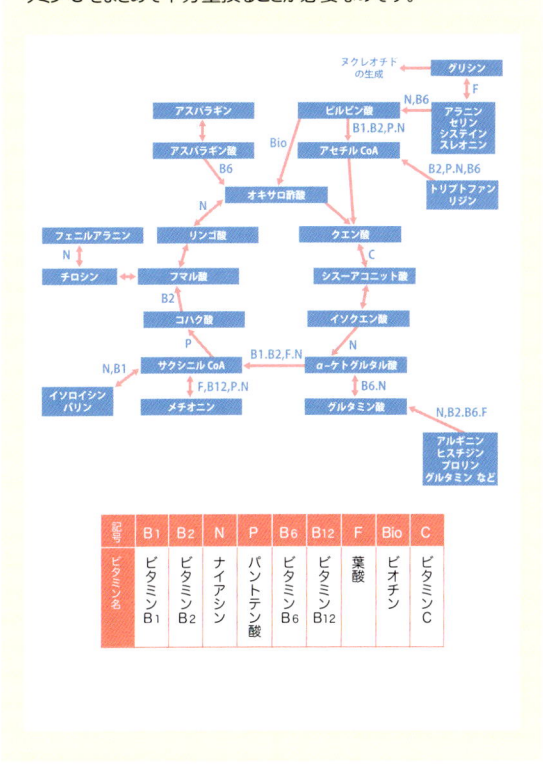

Q.11 肩こりの時にビタミンEを塗るといいと言うのは本当ですか？

■答え

ビタミンEは油に溶けやすく、分子量がとても小さいため、皮膚の表面からも吸収されます。ですから、ビタミンEの抗酸化作用により、局所の炎症を抑えることで肩こり、腰痛などを改善します。また、美肌を維持したい方も試されると良いでしょう。

■解説

ビタミンEは、体内の細胞膜の中に存在します。体内に発生した活性酸素によって細胞膜が酸化されると、過酸化脂質が出来ます。しかし、ビタミンEの働きで、活性酸素の酸化作用を抑え、過酸化脂質の生成を防ぎます（Q24、25、27、34参照）。

ビタミンEは脂溶性（Q1参照）であり、分子量（Q1参照）の面からも経皮吸収が可能です。経皮吸収とは、皮膚から物質を吸収することです。皮膚は基本的にバリアのような構造になっていて、外部からの物質を防ぐ役割を持っていますが、脂に溶けやすい性質（脂溶性）の物質は皮膚からでも吸収されるということが分かっています。この性質を利用したビタミンE入りの軟膏なども存在します。しかし、ビタミンEは酸化しやすいので、使い切りタイプ以外は、酸化してしまい無意味です。

また、注意すべき点ですが、ビタミンEは合成品ではなく、天然物でなくては駄目です。何故かと言うと、構造が微妙に違うからです。微妙にどう違うのかというと、合成品では、天然品を鏡に映したような鏡像体（向かい合う掌のようなので、対掌体とも言う）が出来てしまうからです。ちなみに天然物がD体で、合成品はD体とL体が混ざったDL体になります。

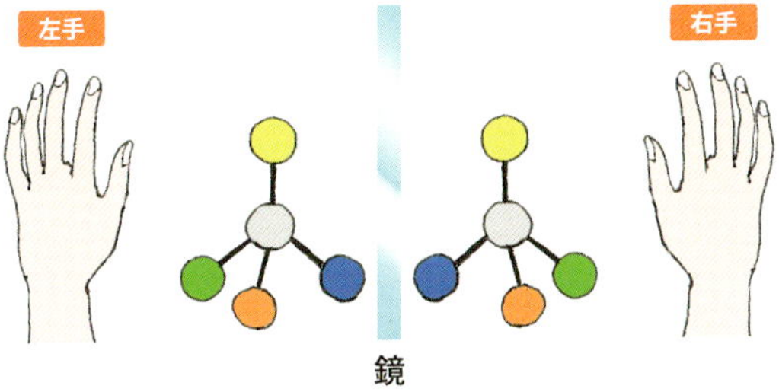

D体とL体は、物理的、化学的性質は一緒ですが、生体は何故かこの違いを認識できるため、体内での生理活性が違ってくるのです。もちろん、良いのは天然物のD体です。

ビタミンEは、トコフェロールとも呼ばれます。メチル基という分子が付く位置の違いによって、α（アルファ）、β（ベータ）、γ（ガンマ）、δ（デルタ）とその仲間の8種類に分類されます。このうちα（アルファ）とγ（ガンマ）以外は、いったん肝臓に納まっても、胆汁と一緒に排出されてしまいます。ですから、実際に効果を発揮するのは、天然物のD-α（アルファ）-トコフェロールと、天然物のD-γ（ガンマ）-トコフェロールだけなのです。なお、D-α（アルファ）

-トコフェロールのみ、生体膜を通り抜けて細胞内に入って働くことが出来ると言われています。

他方、D-β（ベータ）-トコフェロールは腫瘍増殖のリスクがあるとの報告もあり、ビタミンEに関しても、きちんと考えて作られた製品を使うようにしましょう。

肩こり、腰痛などの人には、是非、ビタミンEを痛いところに塗ることを試してみて下さい。高齢者で、毎日湿布を貼り続けている人を目にしますが、湿布の中の痛み止めの成分であるNSAIDs（エヌセイズ）、ロキソニン、イブプロフェンなどは末梢血管を縮めてしまいます。NSAIDsにより、疼痛増強物質が抑えられるため、一時的には痛み止めの効果を出しますが、長期的に使っていると逆に有害です。何故なら、血流が悪くなり、さらなる筋肉の凝りを助長しかねないからです。

また、女性が老化防止や美肌目的でビタミンEを肌に塗ることもお勧めします。どの美容液よりも一番効果的で手軽なものが、このビタミンEだからです。

Q.12 カルシウムは骨を丈夫にすると言われて、カルシウムだけはたくさん摂っていますが、それでは駄目でしょうか？

■答え

骨と言うと、やはりカルシウムを思い浮かべるかと思われますが、骨の主成分はタンパク質です。タンパク質（ヒト必須アミノ酸）が十分摂れているという条件のもとで、初めてカルシウムが意味をなします。また、カルシウムとマグネシウムは２対１の割合で摂るようにしましょう。

■解説

確かにカルシウムは、骨粗鬆症の予防や骨を作るために必要な大切な栄養素の一部ですが、カルシウムだけを摂取しても駄目です。骨を作るための主な材料は、実はタンパク質です。材料となるタンパク質（アミノ酸）が不足していれば、いくらカルシウムをたくさん摂取しても、強い丈夫な骨になるわけがありません。

ちなみに、血管や筋肉を収縮させる作用があるカルシウ

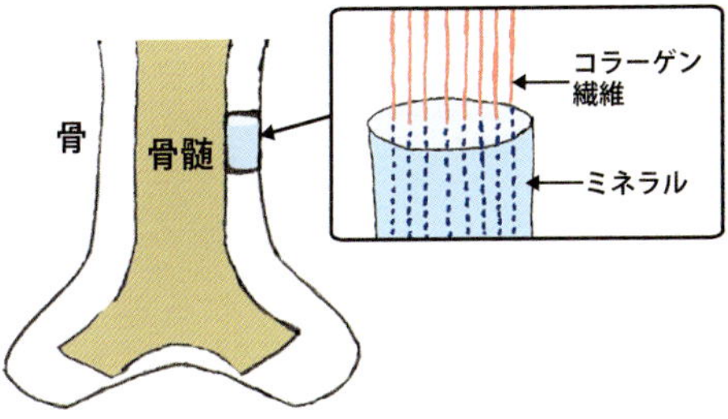

ムだけ摂ると、高血圧や不整脈などのリスクが生じてしまいますので、血管や筋肉を収縮させるのを防ぐ働きを持つマグネシウムを摂る必要があります。

このように、カルシウムはマグネシウムと互いにバランスをとりながら存在しています。マグネシウムが欠乏すると、カルシウムが骨から溶け出してしまうこともあります。骨を丈夫に保つためには、カルシウムとマグネシウムを２対１のバランスで摂るのが理想とされています。

なお、マグネシウムは骨の成分として重要なほか、300種類以上もの酵素の働きをサポートしたり、虚血性心疾患を予防したりするミネラルです。

■ドロマイト鉱石

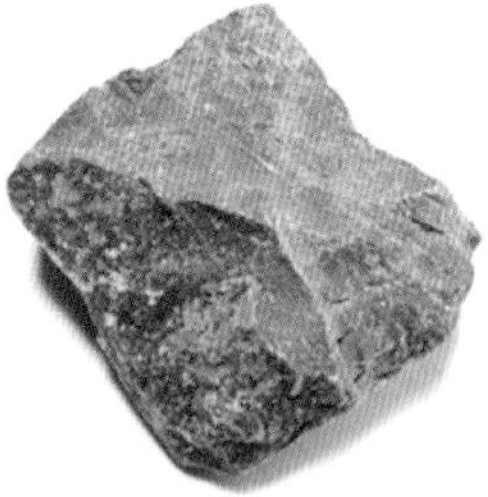

自然界にある鉱石にドロマイトというものがあります。ドロマイトは、珊瑚などの生物が海底に堆積して石灰岩になった後、カルシウムの一部が海水中のマグネシウムで置き換わって生成した、生物由来の鉱石です。天然のミネラル素材の１つで、カルシウムとマグネシウムが２対１の理想的なバランスで含まれています。

ところで、血中のカルシウムが不足すると、骨からカルシウムが溶け出してきます。この時に、過剰に流出したカルシウムが血管壁などに沈着して石灰化を起こします。このことをカルシウムパラドックスと言います。やはりカルシウムもマグネシウムとのバランスを考えながら、適切に摂取することが大切です。

強くて丈夫な骨を作るには、骨が生まれ変わるために必要な栄養素をしっかり摂る必要があります。そのためには、十分量のヒト必須アミノ酸を摂った上で、カルシウムとマグネシウムも２対１の割合できちんと摂るように心がけましょう。

Q.13 貧血と言われ、鉄を飲んでいるのに血液検査が改善しません。どうしてでしょうか？

■答え

貧血と言うと、鉄を思い浮かべる人が多いと思います。多くの貧血の原因がヘモグロビンの減少であり、ヘモグロビンに必要なのは鉄だと考えられているからでしょう。

しかし、ヘモグロビンも主成分はタンパク質（アミノ酸）です。十分量のヒト必須アミノ酸を摂った上で初めて、鉄剤の意味が出てくるのです。

■解説

貧血にもいろいろな種類がありますが、最も一般的なのは鉄欠乏性貧血と呼ばれるものです。鉄欠乏性貧血は血液中の赤血球内に含まれるヘモグロビンの減少によって起こります。

ヘモグロビンとは、赤血球の中にあるタンパク質で、ヘムと呼ばれる鉄(Fe)を含む赤色素を持っているため赤色を帯びています。このヘムに含まれる鉄（一般的にヘム鉄と呼ばれる）があるからこそ、酸素を肺から

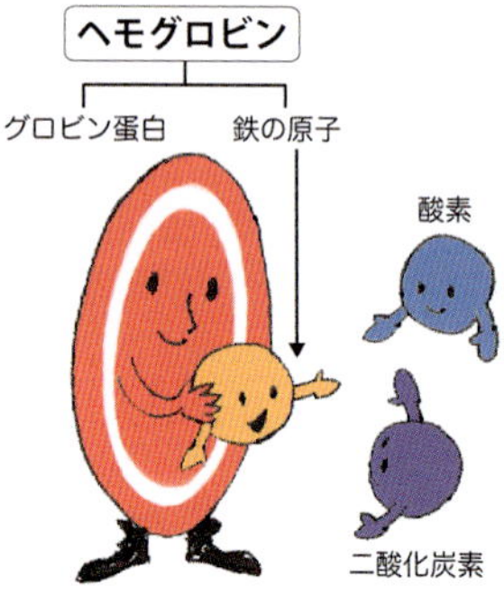

全身へと運搬したり、組織から2酸化炭素を回収したりすることが出来ます。

ヘモグロビンが足りなくなると、全身に十分な酸素が運べません。酸素が不足すると、十分な酸素を運ぶために血流量自体を増やしたり、呼吸量を増やすことで補うようになります。この結果、動悸、息切れの症状が見られるようになります。それでも酸素が補えない場合は、体の各組織が低酸素状態になり、倦怠感などの諸症状が現われます。また、赤色を帯びているヘモグロビンが減少しているために、体の各部が蒼白になってしまいます。

ヘモグロビンを作る主材料はタンパク質（アミノ酸）です。タンパク質（アミノ酸）が不足しているのに鉄だけを摂っても意味がありませんので、しっかりとヒト必須アミノ酸も摂るようにして下さい。貧血で病院に通っている女性の人も多く、鉄剤を処方されて飲んでいます。このような人で、貧血が改善されたという人もいれば、いくら飲んでも良くならないという人も見受けられます。

たまたまアミノ酸の条件が揃っていれば、鉄剤を飲むだけで貧血が良くなるでしょうが、そうでない場合には、鉄剤を飲むだけでは良くなりません。人間の体が要求するヒト必須アミノ酸を十分量摂ることが第一条件です。

他方、ヘム鉄も一般的に不足している人が多いようです。やはりサプリメントからの摂取が望ましいと思われます。

Q.14 カルシウム、マグネシウム、ヘム鉄以外に摂った方が良いミネラルはありますか？

■答え

体内で働くミネラルは他にもたくさんありますが、この中で特に摂取された方が良いと思われるミネラルは、亜鉛、セレン、クロムです。これらは体内で重要な働きをしますし、十分量摂れていない人が多いので、サプリメントを活用しましょう。ミネラル不足も様々な体調不良の原因になり得ます。

ミネラルは、水溶性ビタミンと違い、体内に蓄積されやすいので、やみくもに摂るのではなく、必要量をきちんと考えて摂取するようにして下さい。

■解説

ここでは、ミネラルの中でも特に摂取された方が良い亜鉛、セレン、クロムの作用と働きについて、表にまとめてみました。参考にされて下さい。

■亜鉛、セレン、クロムの作用と働き

亜鉛 (Zn)	①味覚を正常に保つ。 ②遺伝子(DNA)アミノ酸、インスリンの合成を助ける。 ③新陳代謝を促し、エネルギーを作り出す。 ④アルコールの解毒を助ける。 ⑤前立腺の機能を保つ。 ⑥細胞内で抗酸化作用を示す。 ⑦免疫を活性化させる。	味覚細胞や精子形成に重要であることは有名ですが、体内で実に100種類以上の多くの酵素の成分として重要なミネラルです。細胞の再生、新陳代謝に欠かせないミネラルで、体が成長する時や妊娠中、ケガややけど、手術の後など、体が新しい細胞をどんどん作らなければならない時には、より多くの量が必要になります。糖を代謝するホルモンのインスリンが不足すると糖尿病になりますが、そのインスリンや、体内から有害な重金属を排出するタンパク質のメタルチオネインを作り出すときにも必要なミネラルです。カリウムとともに細胞を活性化させるほか、男性では男性ホルモンの調整と前立腺の働きにも作用します。活性酸素を除去するSOD（スーパーオキシドジスムターゼ）という酵素の補酵素として細胞内の抗酸化作用にも関わっています。なお、亜鉛が正常に働くには、ビタミンB6が必要です。
セレン (Se)	①活性酸素を無害化する。 ②ビタミンＥの吸収を促す。 ③アミノ酸（システインとメチオニン）の代謝を助ける。 ④体に有害な重金属の排出を促す。 ⑤免疫を高め、感染症やがんを防ぐ。	細胞の酸化に対抗する抗酸化物質としてビタミンＡ・Ｃ・Ｅがよく知られていますが、それらに負けない抗酸化作用が注目されているミネラルで、グルタチオンペルオキシダーゼという酵素の成分です。セレンが不足するとビタミンＥの抗酸化力も低下することも分かっています。
クロム (Cr)	①糖分の代謝を促し、血糖値を正常に保つ。 ②脂質の代謝を促し、中性脂肪やコレステロールの値を正常に保つ。	糖質や脂質の代謝に関わります。クロム（三価クロム）は体内で耐糖因子（ＧＴＦ）として働きインスリンの作用を増強することで、血糖値を正常に保って糖尿病を予防するほか、脂質異常症や動脈硬化の予防効果もあります。クロムは炭水化物の代謝がうまく行われるようにマンガン及び亜鉛と相乗的に働きます。

Q.15 やはり脂肪は体に悪いのですか？

■答え

3 大栄養素とは、糖質、タンパク質、脂質と言われています。この 3 大栄養素の 1 つが脂質です。

脂質とは、アルコール類の 1 種であるグリセロールと、脂肪酸 3 つがくっついたものです。自然界の脂質は、様々な脂肪酸の組み合わせで構成されています。

脂質と言うと、ギトギトした脂っこい料理のイメージや、肥満などのイメージが強いため、一般的にイメージがあまり良くないかもしれません。しかし、人間にとっては、非常に重要なものです。何故なら、細胞膜の多くや、人間の脳の半分以上は脂質によって構成されているからです。

確かに、脂質の摂り過ぎは良くないでしょう。しかし、脂肪は悪い、野菜は良いなどという単純なものではないのです。私の代謝栄養療法は、一般的なイメージではなく、科学的に何が人間の代謝にとって必要なのかを考察した上で提案しています。

■解説

実は、脳の半分以上は脂質で出来ています。細胞膜も脂質で出来ています。脂質というのはグリセロールに脂肪酸が 3 つつながって出来たものです。つまり、脂肪酸は脂質を構成する物質です。脂肪酸には多くの種類があります。

　脂肪酸のうち、リノール酸、γ-リノレン酸、ジホモ-γ-リノレン酸、アラキドン酸、α-リノレン酸、ＥＰＡ（エイコサペンタエン酸）、ＤＨＡ（ドコサヘキサエン酸）をまとめて必須脂肪酸と言います。何故「必須」なのかというと、「体内で作られないから外から摂ることが必須」であるからです。

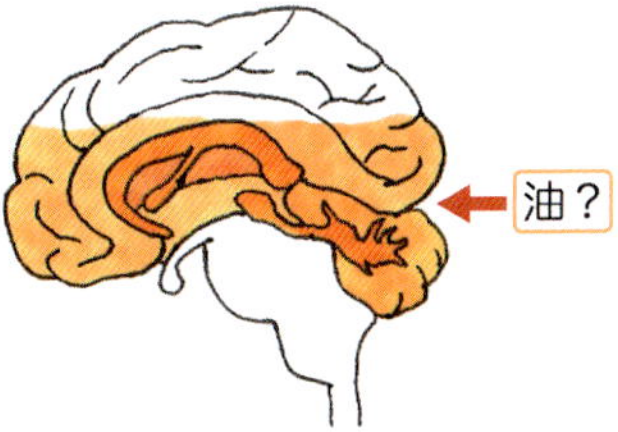

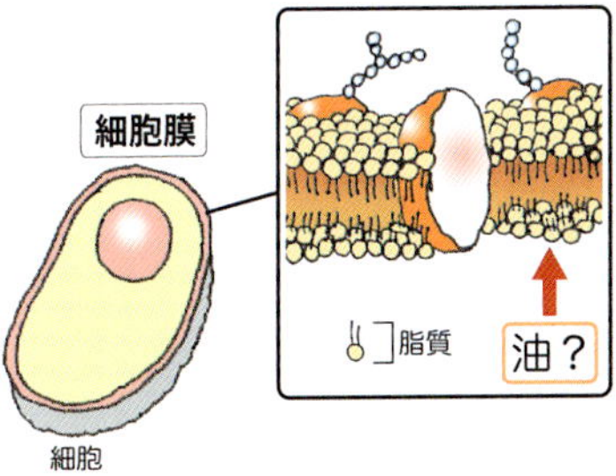

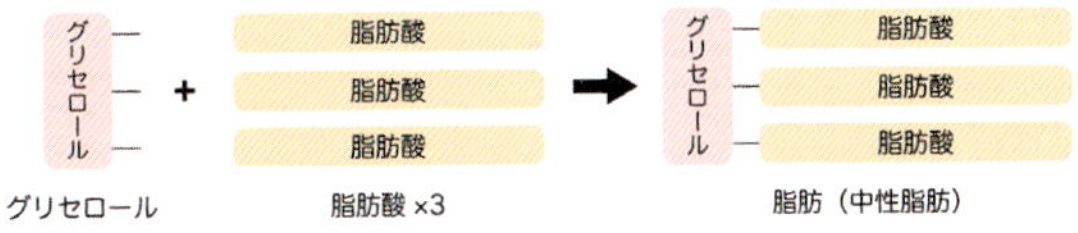

Q.16 不可欠脂肪酸とは何ですか？

■答え

生体内では様々なホルモンが働くことで、体内環境が維持されています。体内の重要なホルモンを作るために必要な材料が不可欠脂肪酸なのです。極論を言えば、単純に細胞膜を作る材料としてだけなら、どの脂肪酸でも良いかもしれません。しかし、ホルモンを作るためには、どの脂肪酸でも良いわけではありません。ホルモンを作るために必要不可欠な脂肪酸が、不可欠脂肪酸なのです。

ちなみに、アミノ酸に関しては、必須アミノ酸＝不可欠アミノ酸でしたが、脂肪酸に関しては、必須脂肪酸＝不可欠脂肪酸ではありません。不可欠脂肪酸として摂取すべきものは、γ-リノレン酸とEPA/DHAで、そのためにも月見草油と魚油の摂取を私は推奨しているのです。

■解説

必須アミノ酸とは違い、必須脂肪酸は実は必ずしも不可欠ではないのです。「不可欠」とは「欠くべからず」、つまり「欠かすことが出来ない」の意味ですが、必須脂肪酸のうち、ホルモンの観点から見て、不可欠と言えるのは、γ-リノレン酸とアラキドン酸とエイコサペンタエン酸（EPA）の3つのみなのです。この3つこそ、栄養として摂取すべき脂肪酸なのです。残りの脂肪酸（リノール酸、α-リノレン酸）は、必須（体の中で作られないから摂取するためには、外から摂ることが必須）ですが、不可欠（体内でその脂肪酸を欠くことが出来ない）ではありません。

不可欠脂肪酸

γ-リノレン酸（ジホモ-γ-リノレン酸）、アラキドン酸、エイコサペンタエン酸（EPA）

ここからは少々、難しくなりますが、不可欠脂肪酸とホルモンについて説明しておきたいと思います。なお、難しければ、参考としてご覧になって頂ければ結構です。

下の図を見て下さい。ゴールは矢印の一番先にあるホルモンになります。ここでは簡略のため、プロスタグランディン（PG）というホルモンのみを取り上げて記載してあります。

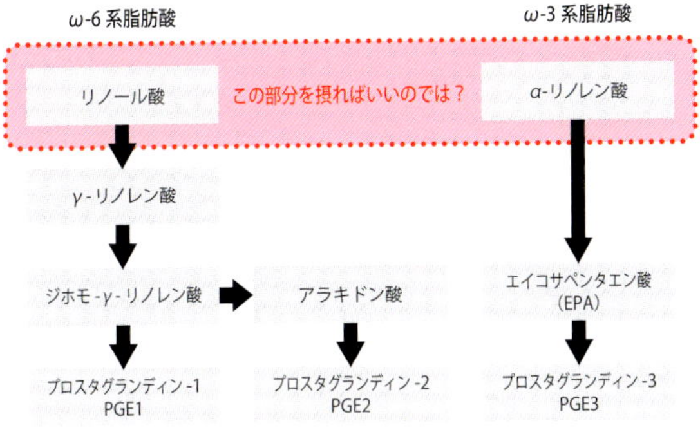

さて、この図を見ると、理論上「リノール酸、α-リノレン酸を出発点として様々な脂肪酸が作られる」ので、矢印の最初の物質であるリノール酸とα-リノレン酸さえ摂ればいいのではないかと考えられます。

しかし、リノール酸とα-リノレン酸のみを摂ればいいのか、

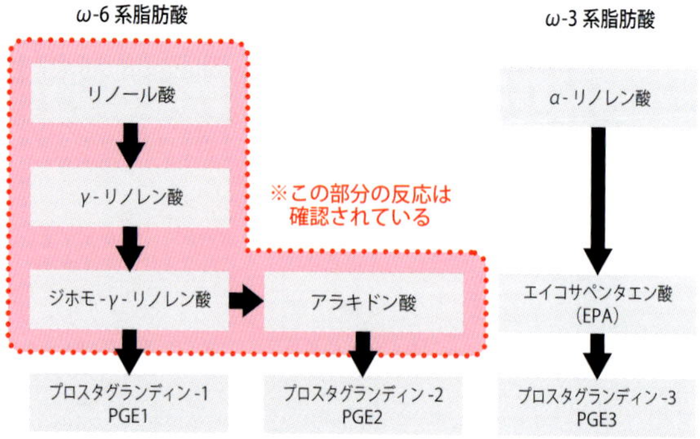

と言うとそうではないのです。

まず、リノール酸からアラキドン酸が生体内で生成される反応（リノール酸→γ - リノレン酸→ジホモ - γ - リノレン酸→アラキドン酸）は、生体内で実際に確認できています。下の図のように、この一連の反応は、まずリノール酸からγ - リノレン酸が作られることから始まります。ところが、実はこの１つ目の反応（リノール酸→γ - リノレン酸）が、様々な要因によりきちんと行われていないことがあるのです。

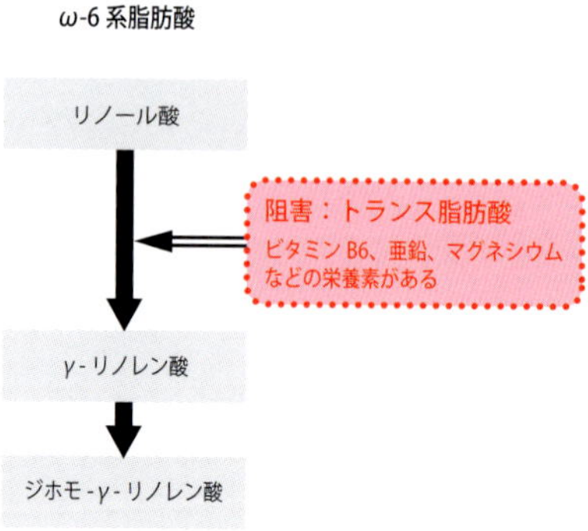

まず、この反応が起こるためには、ビタミンB6、亜鉛、マグネシウムなどの

栄養素が必要になります。栄養不足ではそもそもこの反応は起こりません。

また、この反応を阻害するものとして、現代社会で問題となっているトランス型脂肪酸（Q33 参照）や活性酸素（Q25 参照）などがあるのです。

結果的に、リノール酸を摂っても、その先の生成物がきちんと作らないという現実に陥ってしまいます。

結論としては、γ - リノレン酸（あるいはジホモ - γ - リノレン酸）やアラキドン酸を直接摂取するしかないのです。

もっとも、アラキドン酸に関しては、十分量以上に摂れていると考えられますので、余計に摂る必要は全くないでしょう。

つまり、この段階で、摂取すべき脂肪酸は、γ - リノレン酸（あるいはジホモ - γ - リノレン酸）であると言えます。

ω-3 系脂肪酸

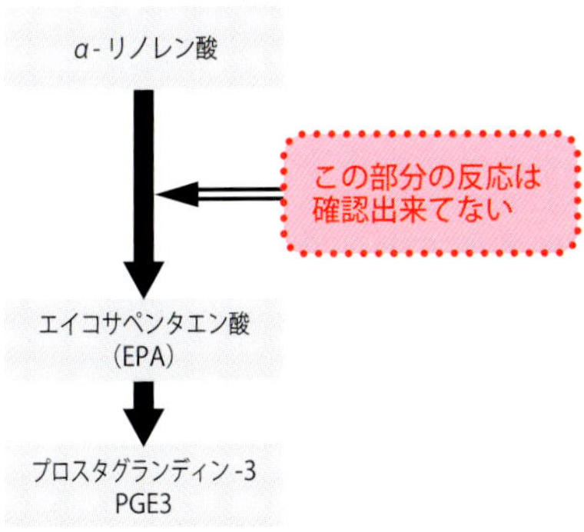

次に、もう１つのα - リノレン酸の方を見ていきましょう。実は、この、α - リノレン酸からＥＰＡ（エイコサペンタエン酸）が生成される反応は生体内では確認出来ていませ

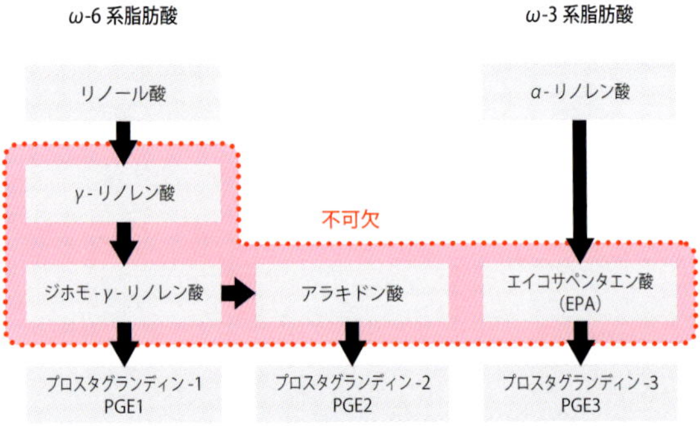

ん。故に、α - リノレン酸ではなく、EPA を直接摂取しないと大切なホルモンが生成されないのです。

この段階で、EPA も摂取すべき脂肪酸であることが分かります。

以上により、私たちが、生体内の重要なホルモン、プロスタグランディン（PG）を作るために必要な脂肪酸は、γ - リノレン酸（あるいはジホモ - γ - リノレン酸）とアラキドン酸と EPA/DHA ということになるのです。つまり、これらの必須脂肪酸こそ、不可欠脂肪酸なのです。

そして、これらのうち、アラキドン酸は十分量摂れているのに対して、γ - リノレン酸（ジホモ - γ - リノレン酸）や EPA は相対的に不足していることが多いので、サプリメントとして摂ることが望ましいのです。

ご存知の方も多いと思いますが、EPA/DHA は魚に多く含まれています。イヌイットに心筋梗塞が少ないのは、EPA をたくさん含む魚やアザラシの肉を食べていたからだと

■ EPA/DHA を多く含む食材の代表的な青魚

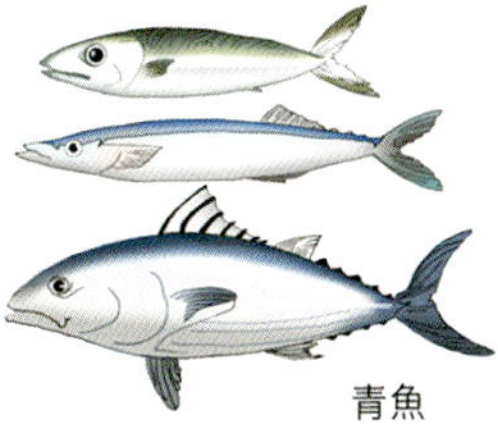

■ EPA/DHA、γ - リノレン酸を多く含む月見草の油

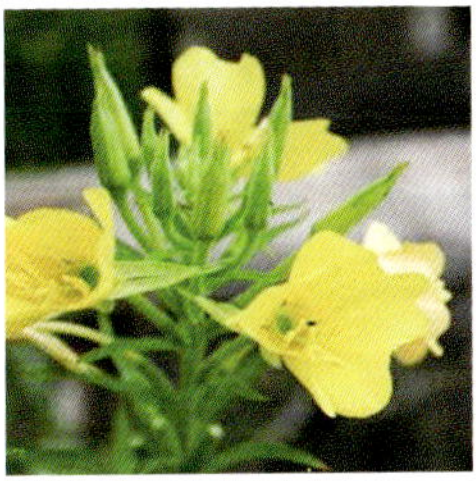

言われています。

また、魚には、DHA（ドコサヘキサエン酸）も多く含まれています。これは、生体内でも EPA から合成されるものです。DHA も、脳に重要な役割を果たしますので、私たちにとって重要な栄養素です。

γ - リノレン酸は、自然界において月見草油を除くとほとんど見当たらないと言ってもいいような、珍しい脂肪酸です。この不思議な月見草の油を摂ることで、健康な体を維持するよう努めましょう。

■月見草油に含まれる脂肪酸の割合（平均%）

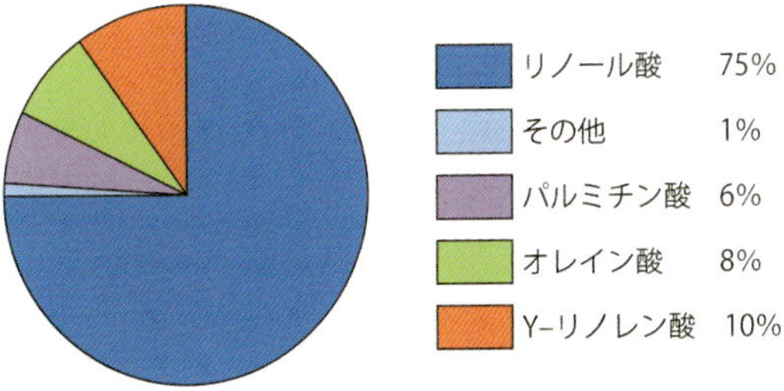

参考　アレルギー反応と不可欠脂肪酸

現代において問題となっているアレルギーなどの炎症反応は、アラキドン酸から作られるプロスタグランディン E2（PGE2）が原因である可能性があります。プロスタグランディン E2（PGE2）には炎症を促進させてしまう作用があるのです。

他方、γ-リノレン酸（月見草油）から作られるプロスタグランディン E1（PGE1）や EPA（魚油）から作られるプロスタグランディン E3（PGE3）は、炎症を抑える働きを示します。

アトピー、じんま疹、喘息などの症状がある人は、ステロイドなどの薬を使う前に、一度、月見草油と魚油を試されてみてはどうでしょうか？

ちなみに、ステロイドは、プロスタグランディン E2（PGE2）を作れなくする薬です。ですから炎症が収まるのです。しかし、同時にたくさんの大切なホルモンも作れなくしてしまいます。ですから、生体内のバランスを崩して、様々な副作用が出現するのです。

Q.17 レシチンとは何ですか？

■答え

細胞膜を作る材料（リン脂質）＋神経伝達物質（コリン）です。細胞膜は細胞内外での物質の出し入れをする上で非常に大切です。レシチンの一部は神経伝達物質としての働きもあり、精神的に問題を抱えている人も試された方が良いサプリメントの１つです。

また、レシチンの持つ乳化作用は動脈硬化対策にも有用です。血液検査で、コレステロールが高いと言われた方は、薬を飲む前に、まずはレシチンを摂取することを試してみて下さい。

■解説

レシチンは別名ホスファチジルコリンとも呼ばれ、リン脂質の１つです。人体を構成する 60 兆個もの細胞の細胞膜の主要な構成成分で、脳や神経組織などにも多く含まれます。

では、リン脂質は何かというお話をしましょう。先ほどの脂質のところで、脂質とはグリセロールに、脂肪酸が３個ついたものだとお話しました。

リン脂質は、グリセロールに、脂肪酸が２個と、リン酸が１個ついたものなのです。実は細胞膜は、脂質の中でも、このリン脂質で出来ているのです。

リン脂質のうち、脂肪酸やリン酸などの親油性の部分が向かい合い、二重膜を形成したものが細胞膜なのです。前述のように、細胞膜は、細胞に必要なものを細胞内に取り込み、不必要な物質を細胞外に出す非常に大切なものです。リン脂質であるレシチンは、その細胞膜の材料にもなる大切なものです。

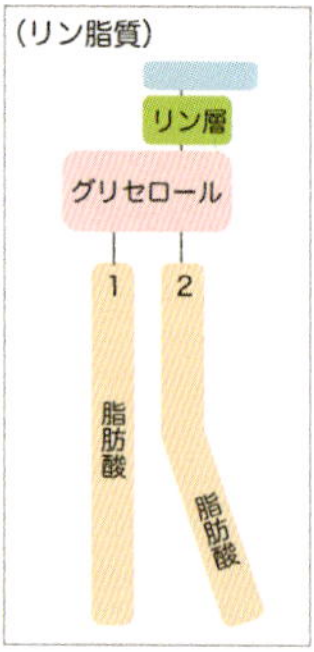

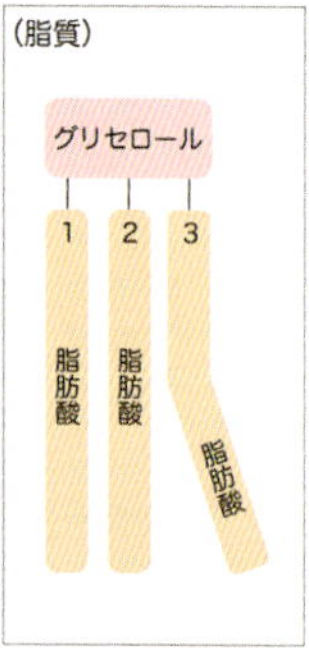

リン脂質の構造

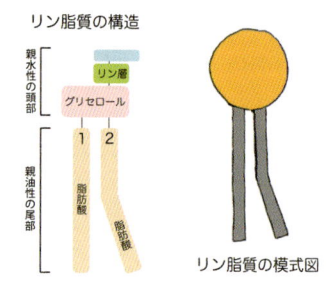

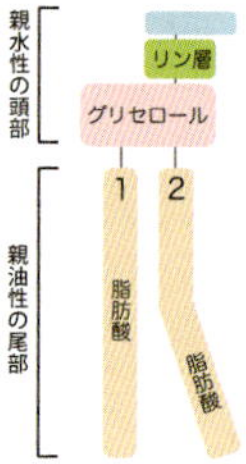

リン脂質の模式図

また、レシチンは神経伝達物質であるアセチルコリンの原料となり、自律神経の刺激を伝え、学習や記憶、睡眠に関わっています。ですから、不足することで神経を正常に働かせることが出来なくなると、イライラや不眠症、記憶力の低下が起こります。

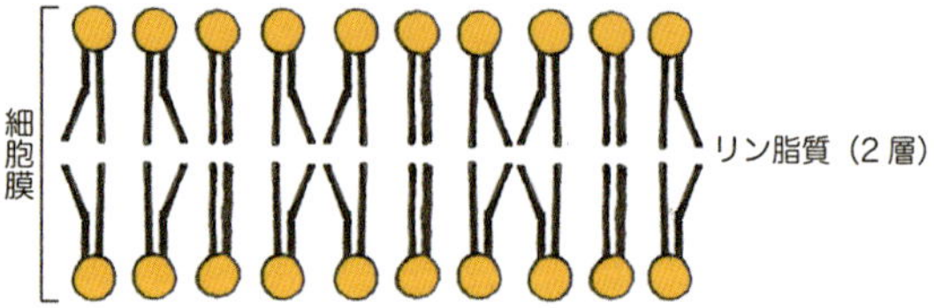

参考　レシチンの構造の詳細

レシチンの構造を参考までに、もう少し詳しく見ていきましょう。レシチンは、リン脂質の中でも、リン酸にコリンがついたもので、コリンリン脂質とも呼ばれます。実は、このコリンこそが神経伝達物質そのものなのです。

精神的な問題を抱える人が、レシチンを摂ることで改善するのはそのためです。うつ病や統合失調症の人も、レシチンにて改善したとの報告がありますが、日本の場合、過剰診断の問題も

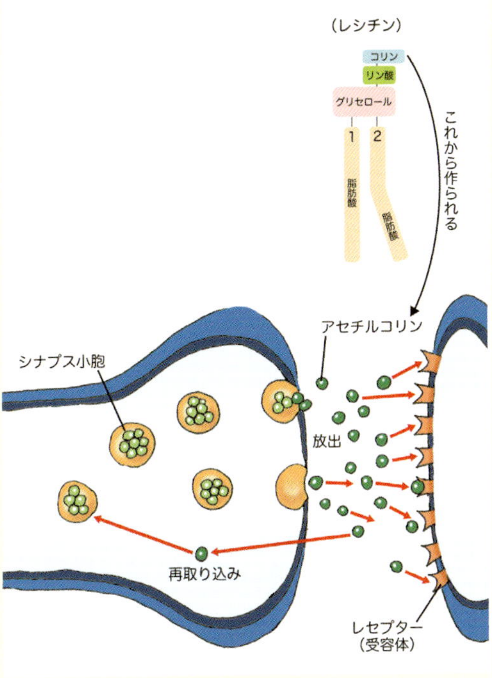

ありますので、本当にうつ病の人が治ったのか、うつ病と過剰診断された人が治ったのかははっきり分かりません。いずれにしても、プラスはあってもマイナスはないので、日本人に多い、精神的な問題で悩まれている人は、是非、レシチンを試されてはいかがでしょうか。

さらに、レシチンには水と混ざりやすい部分と油と混ざりやすい部分があります。両方の性質を持つため、本来では混ざらない「水分」と「油分（脂質）」を混ぜ合わせる働き（乳化作用）があります。そのため、血管の壁にこびりついたコレステロールを溶かして血管の壁をキレイにする働きがあります。

現在病院で処方されるコレステロールを下げる薬は、100 人の人が 5 年間飲み続けてやっと 1 人の患者を心疾患から救えるだけの効果しかありません。

また、それを飲むことの副作用や費用などを考えたら本当に飲む意味があるのかどうか分かりません。コレステロールは 1 回 1 回の食事にも左右されるものですし、まずは安全で生体にとって必要な栄養素であるレシチンを摂ることをお勧めします。

参考　善玉コレステロールと悪玉コレステロール

参考までに、世間では「悪玉コレステロール」や「善玉コレステロール」という言葉が話題になり、「悪玉コレステロール」が動脈硬化の原因だとしばしば耳にしますが、本当でしょうか。

「悪玉」や「善玉」というのは、コレステロールを運ぶリポ蛋白と呼ばれる乗り物の違いを表わすもので、コレステロール自体には全く善悪はありません。

動脈硬化の本質的な問題は、リポタンパクが活性酸素（Q25

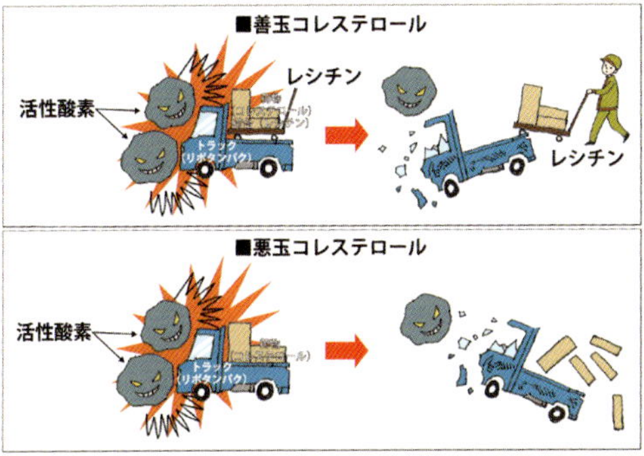

参照）により攻撃され、コレステロールを血管中にばら撒いてしまうことなのです。この絵で言うと、車が攻撃されて、荷台の荷物が道にばら撒かれてしまうイメージです。ばら撒かれる量が多すぎると、血管内に取り込まれてしまい、それにより動脈硬化になるのです。つまり、動脈硬化の根本的な原因は酸化（Q24参照）なのです。

ちなみに、善玉コレステロールは、最初からレシチンという荷台を荷台に用意しています。仮に活性酸素によりリポ蛋白が攻撃されても、ばら撒かれたコレステロールはレシチンによって運び出されるわけです。

参考　卵とレシチン

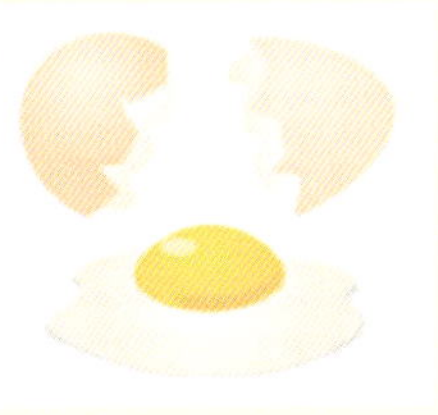

レシチンは卵に豊富に含まれています（レシチンという名前は、ギリシャ語で卵黄を意味するレシトース Lekithos に由来します）。

卵はプロテインスコアが 100（最高値）の貴重な食べ物です。つまり、卵は人間が必要としている不可欠アミノ酸を完璧なバランスで摂取できる素晴らしい食べ物であるということです。

ちなみに、よく病院で「卵はコレステロールが多いので１日に１個までしか食べてはいけない」と言われますが、実はこれはロシアのアニチコフという医者の研究チームが昭和２年に『ウサギに卵を食べさせた結果、コレステロール値が異常に上昇した』という実験結果を発表したことから来ている誤った認識です。そもそも、ウサギは草食動物です。ウサギは体内で生成されるコレステロール以外の外からのコレステロールを分解する酵素を持っていません。要するに、この実験結果は人間には当てはまらないものだったのです。

事実、10年後にはヨーロッパでは正式に否定されたそうです。日本でも、国立栄養研究所で、人間が１日に10個、卵を食べ続けるとどうなるかという実験を行ったところ、『コレステロール値の上昇もコレステロールの血管への沈着も見られなかった』ということです。「卵にはコレステロールを胆汁と一緒に排出する作用があるレシチンを豊富に含んでいる」ということが証明された実験です。

ただ、生卵はなるべく避けた方がよいでしょう。何故なら、生の卵白に含まれているアビジンという物質がビオチン（ビタミンＢ群の中の１つ）の吸収を阻害してしまうからです。卵白が不透明になる程度に、加熱すれば問題ないので、半熟以上に加熱された卵を食べるようにしましょう。

Q.18 炭水化物ダイエットを友人から勧められましたが、体にはどうですか？

■答え

仮に、必要な栄養素が摂れているというのであれば、炭水化物を減らすことで、総カロリーを減らすことはダイエットに効果的です。

しかし、もしそうでない場合にはお勧め出来ません。一般的に、ダイエットという名のもとに、食事を抜いたり、偏った食事制限してしまったりしますと、人間の生命活動に必要なタンパク質、ビタミンなどの栄養素も不足してしまうことが考えられます。

そのような、体に負担のかかる方法ではなくて、食事は今まで通りに３食摂りましょう。そして、代謝に必要な栄養素をきちんと摂った上で、３食それぞれから少しずつ炭水化物を減らすようにした方が良いと思います。もちろん同時に運動もされたら、より効果的でしょう。

食事制限をされると、なかなか思うように必要な栄養素を摂ることが難しくなりますので、サプリメントなども適宜活用しつつ、代謝に必要な栄養素をきちんと摂取するよう心がけましょう。

■解説

炭水化物は大きく糖質と繊維質（食物繊維）に分かれます。

■炭水化物の種類

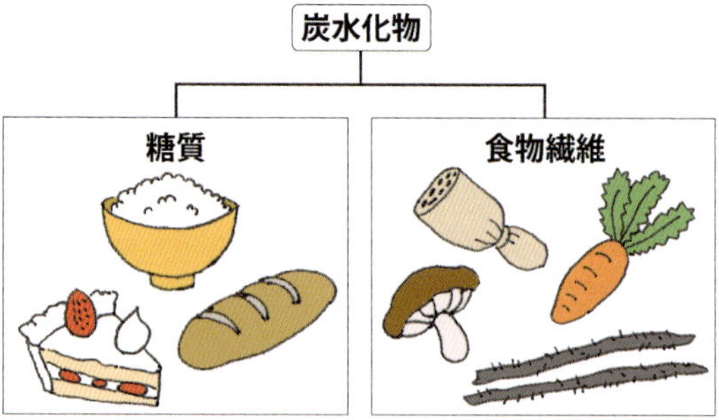

糖質には、ブドウ糖（グルコース）や、ショ糖（一般的に砂糖と呼ばれるもの）、果糖、オリゴ糖などいろいろあります。お米やジャガイモなども糖質に入ります。

ところで、糖類には吸収されるものと吸収されないものがあります。しばしば見かけるカロリー0の甘味料は、吸収されないのでカロリーが0なのです。前述のように、消化、吸収されなければ、代謝の流れには乗れません。

ブドウ糖は、消化、吸収され、体内で使われるとエネルギーを生じます。日常的には、料理の本によくあるようにエネルギーをカロリーで表示します。

他方、食物繊維はほとんど消化、吸収されませんのでエネルギーを生じません。

理論上、炭水化物（糖質）を減らしてもタンパク質、ビタミンC、B群、ミネラルなど必要な栄養素が摂れていれば問題ありません。しかし、下手に食事制限をしてしまうと、必要な栄養素も減ってしまい、栄養不足に陥ってしまうことがあります。

３食とも炭水化物を少量ずつ減らすならまだ良いかもしれませんが、１食減らすというのは基本的には良くありません。何故なら、水溶性ビタミンはすぐに排出されてしまうため、こまめに摂った方が良いからです。

また、食事の間隔が空くと、血糖値が下がってしまいます。血糖値が下がると、血糖値を上げようとして、糖新生などで筋肉などが壊されたり、低血糖によるアドレナリンの多量分泌が起こったりします。その結果、活性酸素が多量に発生したりと体に有害な反応が起こります。

最低限のものをサプリメントなどで摂った上で、糖質を３食から少しずつ減らしていきましょう。

なお、食物繊維は、カロリーには関係ないのでいくら摂っても太りませんし、腸内をきれいにする働きがありますので、適度に摂る方が良いでしょう。

Q.19 海外ではサプリメントは飲まれているのですか？

■答え

海外では、健康のためにサプリメントを飲むのは当たり前です。

全米医師会でも、「がん、心臓病、骨粗鬆症などの慢性病の予防のためには、ビタミンやミネラルなどの栄養素が必要であるが、食事から摂るだけでは不十分であるので、サプリメントなどを積極的に活用すべきである」と提言しています。

■解説

アメリカでは、健康のためにサプリメントを摂取することが当然のように行われています。

その背景として、1980年代、アメリカは医療崩壊を迎え、国民の医療費負担が驚くほど上がりました。アメリカは日本のような国民皆保険（全国民を義務的に加入させる公的・準公的な社会保険としての医療保険の仕組み）ではないので、1人1人が保険会社と契約しなくてはなりません。

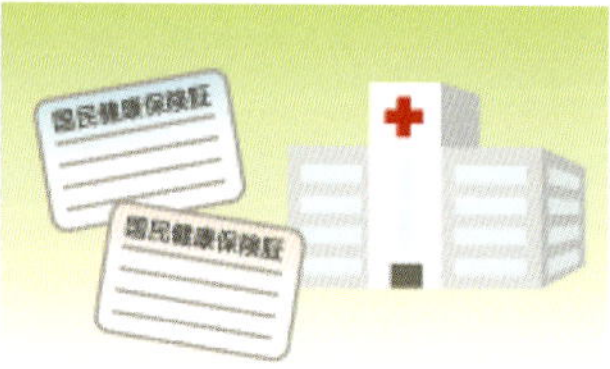

どこの保険会社と契約するか、いくら支払うかで、どの

病院のどの医師に診てもらえるかも違ってくるのです。日本人の留学生が安い保険料を払って留学した際に、歯が痛くなり歯医者に行こうとしたら、2 カ月予約待ちなどということは有名な話です。

つまり、高額な保険料を支払わなければ、良い医療を受けられない現状なのです。高額な医療費か、保険料を自己負担しなくてはならないアメリカ社会の実情が、アメリカ人 1 人 1 人に、健康に対する意識を芽生えさせたのです。病気になっても高額な医療費を負担出来ないからこそ、日頃から健康のことを気遣い、自ら健康について学び、適宜サプリメントを摂ろうというわけなのです。

また、アメリカの素晴らしいところは、健康維持に対する試みを、国全体として取り組んでいるところでしょう。例えば、オバマ大統領夫妻、特にミシェル夫人は子供の食育に関して非常に関心が高く、いろいろな活動に参加しています。また、州によっては、トランス脂肪酸の法整備 (これによりトランス脂肪酸を使ったドーナツなどが販売禁止となった) したりと、国民の栄養に関する具体的な政策を行っているのです。

全米医師会（AMA）の機関誌で、アメリカで最も権威ある医療ジャーナルである JAMA(The Journal of American Medical Association) の 2002 年 6 月 19 日号に、「がん、心臓病、骨粗鬆症などの慢性病の予防のためには、ビタミンやミネラルなどの栄養素が必要であるが、食事から摂るだけでは不十分であるので、サプリメントなどを積極的に活用すべきである」という旨の研究が発表されました。

以前は、否定され続けてきたサプリメントが、ハーバード大学のロバート・フレッチャー博士及びキャサリン・フェアフィールド博士による発表により、全米医師会で公式に必要性を認められた意義はとても大きいと思います。

アメリカでは、国民１人１人はもちろん、医師たちもサプリメントの重要性を理解して、積極的に治療に取り入れているのです。しかし、こうした報道は何故か、日本のテレビや新聞など、メディアでは発表されませんでした。その理由は分かりませんが、いずれにしても、現在、アメリカで当たり前のように受け入れられていることが、日本の医療の現場では話にさえ上らないのが現状です。

アメリカだけでなく、他の先進国でも同様に、自分の健康に関して、自主管理しようという姿勢が当たり前となってきているのです。

では、日本はどうでしょうか。国民皆保険制度により、医療費を一部国が負担してくれて安くなる分、気楽に病院に行き過ぎる状況を生み出してしまいます。

また、保険点数の関係で、医療機関が不必要に医療行為を行う過剰な医療や、不適切な医療が起こったりします。そしてこれらのことが、結果的に薬漬けの現状を生み出してしまうのです。

やはり、自ら自分の体のことを管理していこうという姿勢が、今後、さらに望まれるでしょう。

■全米医師会の機関誌『JAMA』のレポート

Journal of American Medical Association (JAMA) Article Recommends Multivitamins for all adults

Researchers from Harvard Medical School and the Harvard School of Public Health reviewed 40-years of literature and published a landmark review in the June 19, 2002 edition of the Journal of the American Medical Association (JAMA) pertaining to the role of vitamins and the prevention of chronic diseases including heart disease, cancer and osteoporosis etc. Below are the highlights of the JAMA article:

JAMA, Vol. 287, No. 23

Vitamins for Chronic Disease Prevention in Adults

Kathleen M. Fairfield, MD, DrPH; Robert H. Fletcher, MD, MSc

Vitamin deficiency syndromes such as scurvy and beriberi are uncommon in Western societies. However, suboptimal intake of some vitamins, above levels causing classic vitamin deficiency, is a risk factor for chronic diseases and common in the general population, especially the elderly. Suboptimal folic acid levels, along with suboptimal levels of vitamins B_6 and B_{12}, are a risk factor for cardiovascular disease, neural tube defects, and colon and breast cancer; low levels of vitamin D contribute to osteopenia and fractures; and low levels of the antioxidant vitamins (vitamins A, E, and C) may increase risk for several chronic diseases. Most people do not consume an optimal amount of all vitamins by diet alone. Pending strong evidence of effectiveness from randomized trials, it appears prudent for all adults to take vitamin supplements. The evidence base for tailoring the contents of multivitamins to specific characteristics of patients such as age, sex, and physical activity and for testing vitamin levels to guide specific supplementation practices is limited. Physicians should make specific efforts to learn about their patients' use of vitamins to ensure that they are taking vitamins they should, such as folate supplementation for women in the childbearing years, and avoiding dangerous practices such as high doses of vitamin A during pregnancy or massive doses of fat-soluble vitamins at any age.

Author Affiliations: Department of Ambulatory Care and Prevention, Harvard Medical School/Harvard Pilgrim Health Care, and Department of Epidemiology, Harvard School of Public Health (Dr Fletcher); Division of General Medicine and Primary Care, Beth Israel Deaconess Medical Center, and Channing Laboratory, Department of Medicine, Brigham and Women's Hospital, Harvard Medical School (Dr Fairfield), Boston, Mass.

Conclusions:

1. Sub-optimal levels of vitamins (even levels well above RDA / Daily Value levels) are risk factors for chronic diseases such as cardiovascular disease, cancer and osteoporosis and are common in the general population, especially the elderly. *{Note: Most multi-vitamins provide only basic, not optimal levels of vitamins and therefore do not protect against these diseases.}*
2. Most people do not consume an optimal amount of all vitamins by diet alone.
3. Vitamin excess is possible with supplementation, particularly for fat-soluble vitamins.
4. All adults to take vitamin supplements.

JAMA. 2002;287:3116-3126

Q.20 うちの祖母は医者からもらった薬（20錠近く）を飲むだけでお腹がいっぱいになってしまうと言い、食事をあまり摂りません。それでは駄目ですよね？

■答え

食事やサプリメントは栄養ですが、薬は異物です。ですから、食事やサプリメントは体の一部になりますが、薬は体の一部にはなりません。つまり、薬だけ摂っても、生命活動を維持できません。

しっかり食事を摂りましょう。食が細い人は、その分、サプリメントで補うようにしましょう。

そうかと言って、サプリメントだけでも駄目です。食べ物の中には未知の栄養素や抗酸化物質が含まれている可能性があり、実はそれによって体が健康に保たれているかもしれません。

やはり食事も摂りつつ、サプリメントで必要な栄養素を必要な量だけ補うことが一番良いと思われます。

■解説

人間の体を作っているのも、健康を維持するのも「栄養」です。言い換えると、人間は「栄養」で出来ているということです。

薬は栄養ではありません。薬は、未来の体を作る要素にはならないだけでなく、体にとっては異物です。異物は肝臓や腎臓を経て体外に排出されますので、薬を飲み続けると肝臓や腎臓に負担をかけます。

また、薬には副作用という危険も潜んでいます。例えば、全ての薬にはアレルギー反応が起こり得ます。最近話題になったのでご存じの方も多いと思いますが、スティーブンス・ジョンソン症候群（SJS）は薬によるアレルギー反応で起こります。ここ2年半で131人の死亡者を出しました。

さらに、自己免疫疾患の原因になったりもします。例えば、血圧の薬だったらカルシウムチャネル、胃薬だったらH2受容体などに結合することで作用します。

結合するためには本来結合する予定だったものと形が似ていなければなりません。ですから薬は、それらと構造を似せて作るのです。完全に異物なら排除しようとする作用が働きます。それがひどくなったのが、アレルギー反応です。

本物（人間の体の一部）と紛らわしい異物なら、免疫反応が勘違いを起こしてしまうかもしれません。つまり、異物に反応するのと同じように、体の一部を攻撃してしまうかもしれません。

そんな勘違いの連鎖から、自己免疫疾患などになってしまったりもするのです。

日本の医師の多くは栄養学を勉強したことがなく、栄養に関する知識がありません。事実、医学部の授業でもきちんとした栄養学を教わることはありません。上の先生から教わってきた通りのルーチンワークで、病名や症状に応じて薬を出すことしかしません。病気の根本原因を考えることなく、ただ教わった通りに薬を出すことが、薬を多く出してしまう原因の１つと考えられます。

つまり、多くの医師は、「この患者さんは、何が原因でこうなったのか？　どうすることが、この患者さんにとって根本的に良いのだろうか？」ではなく、「この患者の病名はなんだろう？」「○○という病気には、こういう治療法と教わった」という、病名に基づいたルーチンワークの治療になってしまっているケースが多いようです。

Q.21 サプリメントが大切なのは分かりました。では、どのように摂ったら良いのですか？

■答え

ヒト必須アミノ酸のように、目安となる量がある程度分かっているものもあります。しかし、ほとんどの栄養素に関しては、それぞれ個々の人間がどれくらいその栄養素を必要としているかには、生活環境もあり、遺伝的個体差もあり、明確に分かるものではありません。

いずれにしても、それら栄養素が不足すると体の不調を起こす原因になり得ます。ですから、過剰量に達しない範囲で、最大限摂るようにしましょう。

■解説

タンパク質の基本量は、体重の 1 /1000 とされています。体重 60kg の人であったら、1 日の目安摂取量は 60g ですので、ヒト必須アミノ酸を 30g くらい摂られたら良いと思います。後は、その人の今の状況に応じて適宜増減していくことが重要です。後ほどお話しする「補充栄養療法」を参考にして下さい。

ビタミンに関しては、ビタミン C やビタミン B 群は水溶性なので過剰に摂取してもすぐに排泄されるため、副作用が出にくいですから、最初から多めに摂りましょう。

ビタミン A・D・E・K は、脂溶性で過剰に摂取すると体内に蓄積してしまい、過剰症を引き起こす可能性があるので徐々に増やしていき、体の必要性にあった量を探っていきましょう。

ミネラルは、過剰摂取による副作用が出やすいので、過剰量を超えない範囲で最大限摂るようにしましょう。カルシウムとマグネシウムのように摂る割合を考えた方が良いものもあります。

脂肪酸のうち、月見草油や EPA は、不足しがちなので摂られた方が良いかと思います。その他の油で言うと、オリーブ油も良いでしょう。これらは摂りすぎても基本的には問題がないので、多めに摂っても良いかと思います。特に、アトピーなどのアレルギーをお持ちの人は、少し多めに摂られてはどうでしょうか。

繰り返しとなりますが、サプリメントを十分摂れているならば、食事を摂らないでサプリメントだけを摂ればいいのではないか、と考える人もいらっしゃるでしょう。

けれども、食べ物の中には未知の栄養素や抗酸化物質が含まれている可能性があり、実はそれによって体が健康に保たれているかもしれません。

やはり食事も摂りつつ、サプリメントで必要な栄養素を必要な量補うことが、一番良い方法と思われます。

代謝栄養療法まとめ

■ヒト必須アミノ酸

■ビタミン（ビタミンB群、C、E）

■ミネラル（亜鉛、ヘム鉄、カルシウム、マグネシウム、セレン、クロム）

■不可欠脂肪酸（γ-リノレン酸、EPA）

以上を摂ることが必要不可欠である。

A

抗酸化療法

Antioxidative Therapy

●全ての人が病気や老化の予防のために自ら出来ること

■抗酸化療法について

「今、お腹が痛くて我慢できないから、薬で痛みを取り除く」ことと、「お腹が弱くて、いつもお腹を痛めるから、そういうことがないようにお腹を丈夫にする」ということは、全然意味合いが違います。

前者は対症療法です。その場、その場の症状に応じて、その場しのぎをすることです。

後者は根本療法です。根本的な原因を見つめて、根本から良くしていくことです。

救急の場面では、対症療法が非常に重要です。苦しんでいたり、場合によっては何もしないと死んでしまうかもしれない人がいるので、その場、その場で出来ることを、一時的にでもする必要があるからです。

問題なのは、本来、根本療法が必要な人なのに、いつまでも対症療法だけしかしていない医療の現実があることです。高血圧や高脂血症の薬、胃薬などをいつまでも飲み続けている人、痛み止めや湿布薬を病院で毎回もらっている人、アトピーで薬を塗り続けている人、そのような人たちは、そのような治療ではいつまで経っても根本的には病気が治らないことを認識して、根本療法に切り替えるべきです。

根本療法の一環として、大切なのがこれからお話しする酸化対策です。

何故なら、多くの病気は酸化によって引き起こされるからです。老化も同じように、酸化が原因です。

たまたま、酸化されて傷ついたのがDNA（遺伝情報）ならば、がんという病気になるし、コラーゲンならば肌の老化につながるからです。

ですから、いずれにしても、健康や美容を考える人が最低限しなくてはならないことの１つは、酸化対策――この抗酸化療法なのです。

A 抗酸化療法Q＝質問項目

Q.22 病気や老化の根本的な原因は何ですか？

■答え

病気の主な原因は、広義的には代謝障害と酸化です。

例えば、しばしば「胃腸が弱い」という人に遭遇します。対症療法で胃薬を飲んでいたりしますが、根本的には良くなりません。根本的な原因は何かを考えた上で、それに対応するということをしていないからです。

もしかしたら、アミノ酸やビタミン不足で、本来１日から数日で生まれ変わるべき胃腸の細胞に、必要な栄養素が摂れていないのかもしれません。つまり、原因は栄養不足であり、それによって起こる代謝障害です。

もしかしたら、ストレスが多く、交感神経が優位になってしまい、大量の活性酸素が発生した結果、胃腸粘膜がやられているのかもしれません。つまり、原因は活性酸素による酸化です。

このように、栄養不足と酸化が多くの病気の根本的原因です。そして、これらは皆さん１人１人が少しの努力で、自ら対処できることなのです。

■解説

代謝障害には遺伝的に代謝機能がない場合と、必要栄養素を必要量摂っていない場合、つまり栄養不足の２つの可能性があります。

前者の場合、遺伝的に欠損しているものを治す技術は現在の医療にはないので、対症療法をしていくしかありません。

他方、後者に必要なのは、前述の代謝栄養療法です。多くの人がこれで改善します。

実際には、完全に遺伝子が欠損していることは少なく、人によって様々な割合で発現しているのです。たくさん遺伝子欠損があれば、それに関しては不利ですし、逆に少なければ有利ですから、同じ栄養を摂っていても、異なった結果になり得ます。

これが遺伝的個体差であり、強みでもあり、弱点でもあります。弱点に関しては、より多くの栄養素を摂ることで補うしかないのです。

また、栄養状態が整っていても、酸化を受けやすい環境にいると、体の大切な要素が傷つけられていきます。たまたま、酸化されて傷つけられたのが細胞内のＤＮＡであった場合、がんという病気になっていくのです。

いつまでも病気にならずに健康でいたい人や、いつまでも若くありたい人が、誰でも出来て、一番大切なこと、それは酸化対策なのです。

Q.23 ストレスとは何ですか？

■答え

ストレスと言うと、精神的な苦痛というイメージが強いと思います。

ここでは、暑さ寒さや放射線などの物理的なもの、食品添加物や薬物などの化学的なもの、炎症や感染などの生物学的なもの、そして人間関係や怒り、哀しみなどの精神的なもの全てが、ストレスの原因になるものだと理解して下さい。

それらストレスがかかると、体内では抗ストレスホルモンを作ることで、ストレスに対抗しようとします。この際に、大量の活性酸素が生成されるのです。この活性酸素が様々な病気や老化の原因となり得るのです。

■解説

「ストレス」と言う言葉を初めて使ったのは、ハンス・セリエというカナダの生理学者で、1935 年のことです。彼は、ストレスを「体外から加えられた要求に対する身体の非特異的な反応」と定義しました。

そして、反応を引き起こす刺激のことを「ストレッサー」、刺激に対して反応し、歪みを起こした状態のことを「ストレス」と区別しました。しかし最近では、これらを区別せずに、単に「ストレス」と言うことが多いようです。

ストレスを風船に例えてみると、風船を指で押さえる力をストレッサーと言い、ストレッサーによって風船が歪んだ状態をストレスと言います。医学や心理学の領域では、心や体にかかる外部からの刺激をストレッサーと言い、ストレッサーに適応しようとして、心や体に生じた様々な反応をストレスと言います。

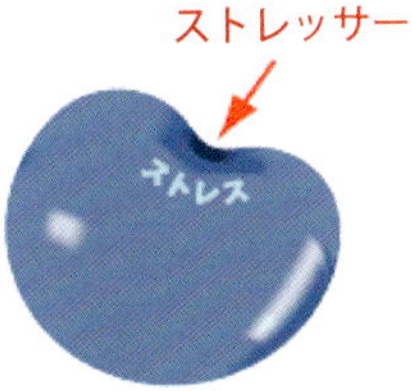

■ストレッサーとストレス

私たちの心や体に影響を及ぼすストレッサーには、「物理的ストレッサー」(暑さや寒さ、放射線、騒音など)、「化学的ストレッサー」(公害物質、薬物、食品添加物など)、「生物学的ストレッサー」(炎症、感染など)、「心理・社会的ストレッサー」(人間関係や仕事上の問題、家庭の問題など)があります。

普段、私たちが「ストレス」と言っているものの多くは、この「心理・社会的ストレッサー」のことを指しています。

Q.24 酸化とは何ですか？

■答え

体の中の重要な物質と物質は、電子と言う接着剤によりつなぎ止められています。その物質同士を結びつけている電子を奪い取って、バラバラにしてしまうことが「酸化」です。

そして、これが病気や老化の原因になります。

たまたま電子を奪い取った先がコラーゲンであるならば、それは老化の原因になりますし、たまたま電子を奪い取った先がDNAであるならば、それはがんになってしまうのです。

■解説

一般的に酸化（Oxidation）とは、ある物質が酸素とくっつくことを言います。日常ではよく酸化現象が起こっていて、自転車の鉄が錆びるのも、皮をむいたリンゴをしばらく放置していると褐色になるのも、空気中の酸素とくっついて起こった酸化の例です。

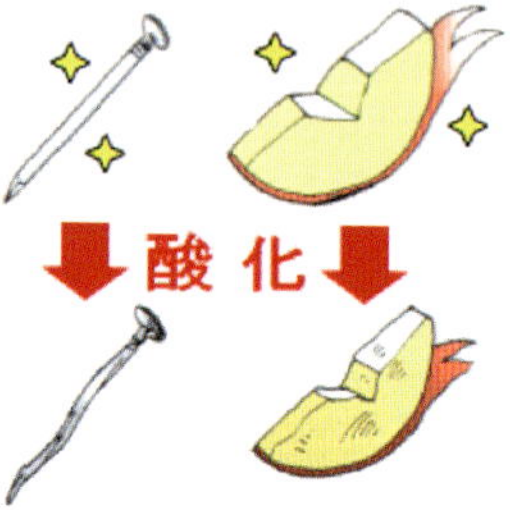

紙や木が燃えるのも、酸素とくっつく酸化で、その際に発生するエネルギーが大量なため、発熱を伴うのです。

摂取した食べ物が体内でエネルギーに変わる化学反応も酸化反応であり、この酸化反応を行うために酸素を吸い込んでいるのです。実は、この吸い込んだ酸素の２～３％が、体を錆びつかせる原因となる活性酸素になります。

この活性酸素によって体が酸化すると、病気や老化の原因となります。たまたま酸化されて傷ついたのがＤＮＡならばがんになりますし、コラーゲンならば肌の老化につながります。

いずれにしても、この酸化は活性酸素によって引き起こされるため、健康や美容を考える人が最低限しなくてはならないことの１つは、酸化対策なのです。

なお、化学の世界では、他の物質から電子を奪う強奪行為を酸化と呼びます。電子とは、いわば物質同士の接着剤のような役割のもので、電子を奪われて接着剤がなくなってしまった物質は、バラバラに壊れて分解されてしまいます。

例えば、コラーゲンが酸化されると、肌の弾力がなくなりしわができたり、血管の弾力がなくなり、血圧が高くなったり、血管が切れやすくなったりするのです。

Q.25 活性酸素とは何ですか？

■答え

活性酸素は、体の中の大切な物質をつなぎ止める電子を奪い取る、いわば“電子ドロボー”の一味です。

酸素は生きていくために必要な物質ですが、時に豹変して、私たち人間の生命を脅かす存在となるのです。

活性酸素には 4 種類あり、それぞれ違った特徴を持っています。この 4 種類全ての活性酸素に対して対策を取ることが、がん、高血圧などの病気や老化を防ぐ上で大切なのです。

■解説

活性酸素とは、相手の電子を奪おうと凶暴になった酸素のことです。この活性酸素が過剰に増加してしまうと、本来必要のないところで電子を奪うという強奪行為が始まります。そして、たまたま電子を奪おうとする相手が大切な DNA ですと、DNA が傷つけられた結果、その細胞はがん細胞に変わってしまうことがあるのです。つまり、活性酸素による酸化が、がん発生の原因となってしまうのです。

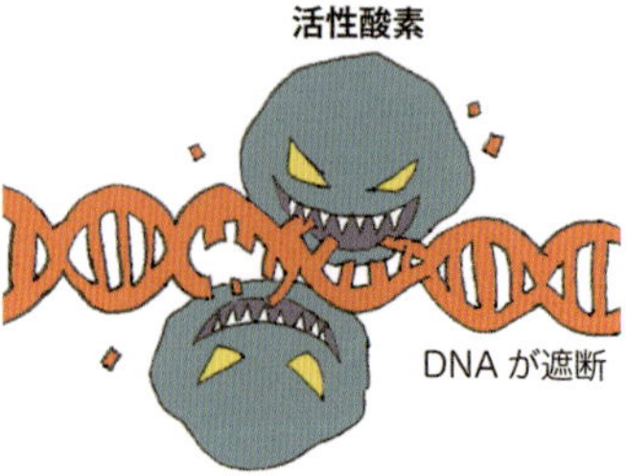

繰り返しますが、

活性酸素は相手を酸化させる物質です。酸化とは電子を奪うことですので、活性酸素とは相手から電子を奪う酸素ということになります。この活性酸素は本来、外界から侵入した細菌の電子を奪うことによって侵入を防ぐ殺菌の働きがあり、人間の健康を維持するために体内で必要な物質です。ただ、前述のように、この活性酸素が過剰に増加してしまうと体に害を及ぼし始めます。

活性酸素の過剰増加の原因として、寒冷、騒音、紫外線、電磁波、排気ガス、タバコの煙、薬物、食品添加物、炎症、感染、怒り、悲しみなどの感情といった

■活性酸素を発生させる様々な原因

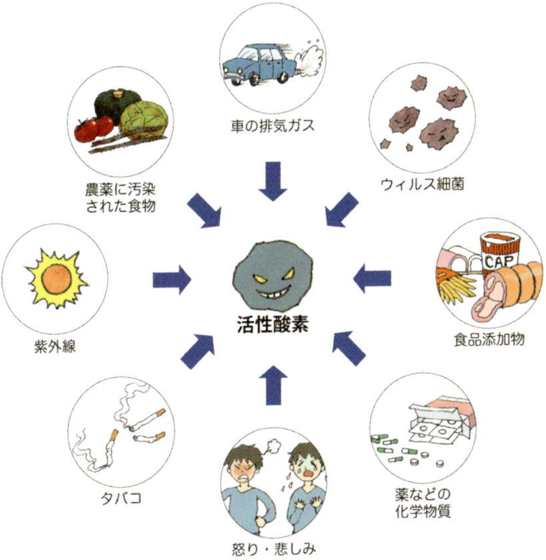

ストレスが挙げられます。

これらは、現代人の日常生活とは切り離せない、あらゆる場面、瞬間、環境に原因があり、私たちは例外なく、活性酸素の過剰増加の脅威にさらされています。活性酸素の過剰増加により体の酸化が加速すると、免疫機能の低下や老化、また、がんや高血圧、動脈硬化といった人体の健康に悪影響を及ぼす病気を引き起こす原因となります。

ちなみに、活性酸素は一般的にスーパーオキシド、ヒドロキシルラジカル、過酸化水素、一重項酸素の4種類とされています。中でもヒドロキシラジカルは極めて反応性

■活性酸素の種類

スーパーオキシド	ヒドロキシラジカル	過酸化水素	一重項酸素
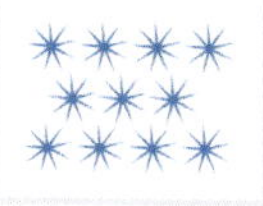	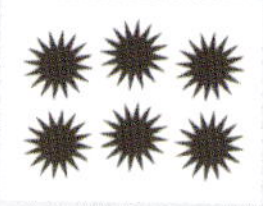	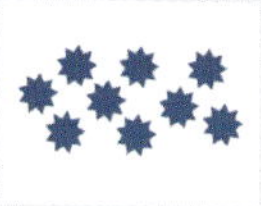	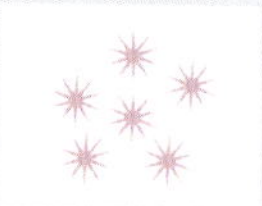

が高い物質であり、活性酸素による多くの生体損傷は、ヒドロキシラジカルによるものとされています。

ここで注意したいことは、活性酸素の除去の仕方です。例えば、スーパーオキシドは生体内に存在するSODという酵素を用いて除去することが出来ますが、実はスーパーオキシドは反応の結果、過酸化水素になります。つまり、次ページの図をご覧いただくと分かりますが、「SODによりスーパーオキシドという活性酸素を除去した」というよりは、「SODによりスーパーオキシドという活性酸素を過酸化水

素という違う活性酸素に変えた」という方が正しいということです。

過酸化水素の反応性は、それほど高くなく、生体温度では安定していますが、金属イオンや光により容易に分解して、ヒドロキシラジカルを生成してしまいます。そのため、カタラーゼやグルタチオンペルオキシダーゼなどの他の生体内酵素を用いて、さらに過酸化水素を除去する必要があります。

これらから分かるように、SOD などでスーパーオキシドを除去する対策だけをしても、その過程で過酸化水素が生成され、ヒドロキシラジカルが生じてしまうかもしれません。つまり、どれか 1 つを除去するのではなく、これら 4 つの活性酸素を全て除去する酸化対策をしなければなりません。

■ SOD と活性酸素の関係

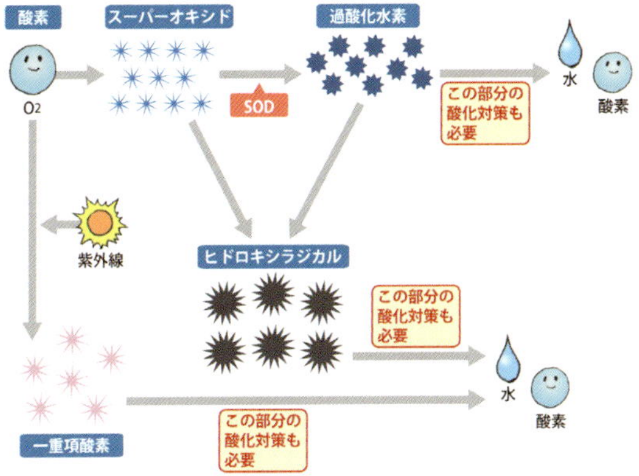

Q.26 私は楽観的な人間でストレスを感じたことがありませんから、活性酸素の心配はないですよね？

■答え

いろいろなストレス対策をすることで、活性酸素の発生を抑えたとしても、呼吸をすれば、必ず活性酸素が発生します。当然、呼吸をしなくては人は生きていけません。

大切なことは、無理のない範囲でストレスを避けると同時に、活性酸素が発生することは、生きている限り仕方のないことなのだと受け止めて、生きていくことでしょう。一旦、受け入れることで、より良い生き方が見えてくるのではないでしょうか。

■解説

前述したように、ストレスとは何も精神的なものばかりではありません。楽観的な方は、怒りや悲しみといった感情の動きにはあまり関係がないかもしれませんが、寒冷、騒音、紫外線、電磁波、排気ガス、タバコの煙、薬物、食品添加物、炎症、感染など様々なストレッサーがあり、これら全てを避けて生きることは、現実的に不可能です。

そもそも、呼吸した酸素の２～３％が活性酸素に変わります。結局、生きている限り、常に酸化の危険にさらされているのです。

ですから、出来る範囲でこれらストレッサーを避けると同時に、活性酸素が発生すること自体は仕方がないことなのだと受け入れることも大事です。何故なら、そんなことで悩んでいることの方がよほど活性酸素を発生することの原因になりますから、健康にも美容にも良いはずがありません。

大切なのは、常日頃から、きちんと酸化対策をすることでしょう。

Q.27 抗酸化物質にはどのようなものがありますか？

■答え

抗酸化物質は、活性酸素などの酸化物質に自ら電子を提供することで、体内の他の大切な物質が酸化されないようにする、いわば自己犠牲の精神あふれる身代わりたちです。

生体内抗酸化物質には、SOD(スーパーオキシドディスムターゼ)、カタラーゼ、グルタチオンペルオキシダーゼなどがあります。生体外抗酸化物質には、抗酸化ビタミン、抗酸化ミネラル、スカベンジャーがあります。

生体内抗酸化物質の材料であるアミノ酸やミネラル、並びに生体外抗酸化物質自体を摂ることが、活性酸素などの酸化物質から身を守るためには必要不可欠です。

■解説

酸化させるとは、相手の物質から電子を奪うことでした。ですから、電子を奪おうとするものに、電子を与えてあげれば酸化は防げるのです。抗酸化物質とは、体内で活性酸素などの酸化物質による電子の強奪が起こる前に、身代わりとなって電子を与える物質です。

生体内で用意されている抗酸化物質には、SOD（スーパーオキシドディスムターゼ）、カタラーゼ、グルタチオンペルオキシダーゼなどの酵素があります。これらの酵素が体内で生成される際にはミネラルも必要です。

例えば、SOD の生成には銅、亜鉛、マンガン、鉄、グルタチオンペルオキシダーゼにはセレンが必要です。必須アミノ酸やミネラルをしっかり摂ることは、抗酸化酵素の生成を高めることにもつながるのです。これらを「生体内抗酸化物質」と分類します。

また、ビタミン C、ビタミン E などの抗酸化ビタミン、セレンなどの抗酸化ミネラル、β - カロテン、リコピン、アスタキサンチン、ポリフェノール、イソフラボンなどのスカベンジャーなど、生体外から取り入れる抗酸化物質もあります。これらを「生体外抗酸化物質」と分類します。

スカベンジャーとは、広義的には抗酸化物質一般で使われることもありますが、私は生体外抗酸化物質のうち、ビタミンやミネラルのように栄養素として体の一部になるものを除いたもの一般を指して、狭義的に使っています。

これらの生体外抗酸化物質は、植物に多く含まれています。一定の場所を動くことのない植物は、ある意味では無防備な存在です。常に強い紫外線やら大気汚染などにさらされています。これは人間に置き換えると、いつ病気になってもおかしくない環境です。

けれども、植物ががんになったなど聞いたことがないでしょう。もちろんゼロではありませんが、植物は、体内で様々な抗酸化物質をつくり、自分の体を攻撃してくる環境要因から身を守るすべを持っているからこそ、がんなどにならないのです。

■活性酸素対策と抗酸化作用のある栄養素（物質）

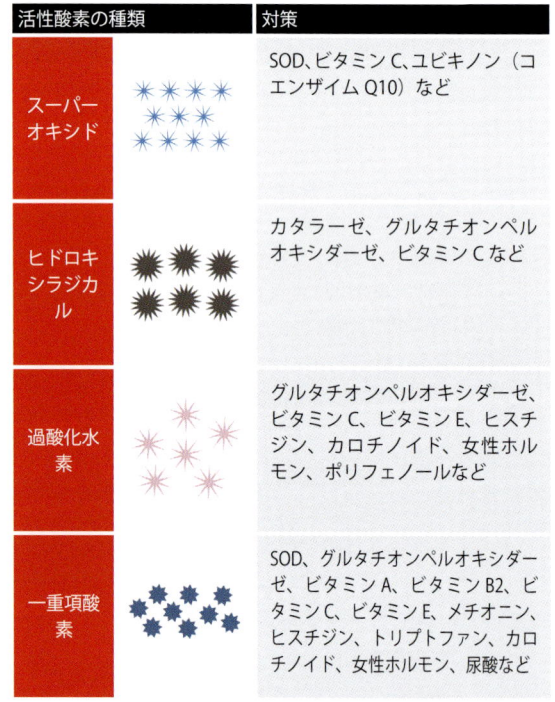

活性酸素の種類	対策
スーパーオキシド	SOD、ビタミンC、ユビキノン（コエンザイムQ10）など
ヒドロキシラジカル	カタラーゼ、グルタチオンペルオキシダーゼ、ビタミンCなど
過酸化水素	グルタチオンペルオキシダーゼ、ビタミンC、ビタミンE、ヒスチジン、カロチノイド、女性ホルモン、ポリフェノールなど
一重項酸素	SOD、グルタチオンペルオキシダーゼ、ビタミンA、ビタミンB2、ビタミンC、ビタミンE、メチオニン、ヒスチジン、トリプトファン、カロチノイド、女性ホルモン、尿酸など

トマトやイチゴの赤、ニンジンやオレンジの黄色、ブロッコリーの緑、さらに、ニンニクやタマネギのツーンとくる臭いなど、植物に含まれている色や香りの成分のほとんどが、実はこの生体外抗酸化物質です。

なお、４種類の活性酸素に対して抗酸化作用を持つ栄養素（物質）は上の表の通りです。

■抗酸化物質と酵素と栄養素との関係

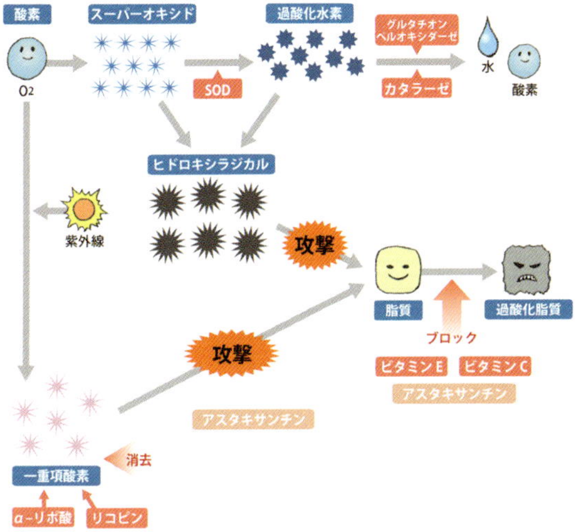

Q.28 リンゴを皮ごと食べるといいと言われ、私は毎日食べるようにしていますが、酸化対策は大丈夫でしょうか？

■答え

よく言われるように、確かにリンゴの皮には抗酸化物質が含まれています。また、自然界に存在する、様々な植物には、いろいろな抗酸化物質が存在していると考えられます。しかし、それらは単純に食べるだけで体内に吸収されるかというと、残念ながら、そのようなことはありません。

と言いますのも、多くの抗酸化物質は、互いに結びついて存在しているため、大きな塊となっており、腸から吸収されないのです。代謝のところで説明しましたが、吸収されなければ、結局は抗酸化物質としての効果はありません。それぞれの物質ごとに効果的な抽出方法がありますので、それに基づいて作られたサプリメントを摂りましょう。

■解説

リンゴには食物繊維やビタミンC、ミネラル、カリウムが豊富に含まれていて、「1日1個のリンゴは医者を遠ざける (An apple a day keeps the doctor away.)」という欧米での諺があるように、栄養価が高い果実として食されてきました。

また、「リンゴは皮をむくとすぐに黒くなってしまう。これはリンゴの皮には抗酸化物質がたくさん含まれているからで、リンゴは皮ごと食べましょう」などと言われています。

確かに、リンゴの皮には植物由来のフラボノイドなど、強力な抗酸化作用を持つ物質（スカベンジャー）がたくさん含まれているかもしれません。

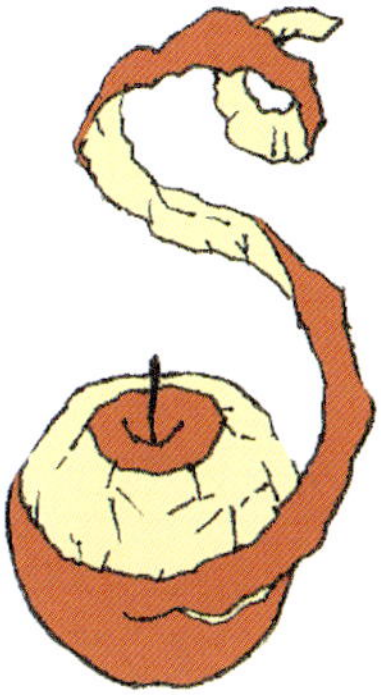

しかし、一般にそのような抗酸化物質は、物質同士がくっついて１つの大きな形で存在しているため、分子量が大きすぎて、結局、吸収されません。当然、吸収されなければ抗酸化作用なども働くはずもありません。ですから、サプリメントを摂られる場合には、きちんとした製法に基づき、抽出された抗酸化物質を摂るべきです。

抗酸化物質のある食べ物として、例えば、ゴマに関しては、焙煎することでより効果的な抗酸化物質を得られます。緑茶は、高温にすると抗酸化物質が化学反応で言う重合してしまいますので、あまり高い熱を加えないことです。ゴマを炒ったり、お茶を入れる際に最後に水をさしたりという、昔ながらの経験的な工夫の裏には、何か意味を見出していたのでしょう。

その他の抗酸化物質として、黒ゴマ、小麦胚芽、ハトムギ、玄米、アセロラ、ローズマリー、柚子、イチョウ葉エキスなど、素晴らしいものを含んでいる植物は多くあります。

いずれにしても、酸化対策としてサプリメントを摂る場合には、きちんとした理論に基づいた製法で作られているかどうかが大事なことなのです。

参考　イチョウ葉エキスと血液改善

最近、注目されているイチョウ葉エキスの主な効果・効能は血流改善で、血行が悪いために起きてしまう様々な症状に効果を発揮します。

このエキスの主成分は 13 種類のフラボノイドとギンコライドという物質です。ギンコライドは、若木の葉や根にしか存在しません。若木のイチョウでもギンコライドの含有量は収穫する時期や地域によって大きな開きがあります。

ちなみに、イチョウには「ギンコール酸」というアレルギー反応を起こす可能性のある成分が含まれていますので、サプリメントとして選ぶ際には、ギンコール酸が除去されている製品が良いでしょう。

Q.29 私はまだ大きな病気をしたことがありませんが、いつくらいから酸化対策をするべきでしょうか？

■答え

前述のように、酸化とは病気や老化の原因です。しかし、突然、病気になったり、突然、老化したりするわけではないので、酸化対策をしたところで、なかなか実感が湧かないのが現実です。

例えば、がんなどは検診で早期発見されたとしても、実は10年以上前から私たちの体の中には、その原因となるがん細胞が存在しているのです。しかし、10年前に自分ががんだなどと自覚している人は誰もいないと思います。

少しでも病気のリスクを減らして、健康で幸せな未来を築くためにも、少しでも早く抗酸化療法をしましょう。

■解説

酸化対策は、今すぐにでも始めた方が良いです。今日、私たちが生きている社会はストレス社会です。ストレスは活性酸素を生み出し、がんをはじめとする多くの病気は、活性酸素が原因とされています。

この活性酸素を除去するための抗酸化物質も体内で作られていますが、20代をピークに年々減少して、40代以降では激減すると言われています。40代以降から急激にがんが発生しやすくなる理由も、このあたりにあるのかもしれません。また、閉経後の女性は、女性ホルモンによる抗酸化作用が一気になくなります。

さらに現代は、前述のように、これだけ大量で強いストレスを受けているので、体内でかなり大量の活性酸素が生まれているはずです。

以上のことからも、私たち現代人として、いつまでも健康でいたい、いつまでも若々しくいたい、いつまでも美しくありたいと考えるならば、十分な酸化対策が必要と言えるでしょう。

若い人や、今現在、健康な人には、実感がないかもしれませんが、10 年後、20 年後の自分を想像してみて下さい。例えば、現在、検診技術の進歩により 1 cm 未満のがんが発見されるようになりました。ところで、1 cm のがんの中には約 10 億個のがん細胞があり、そこまでになるためには、実は 10 ～ 20 年の年月が経っているのです。

つまり、実際に何か悪い結果が出てくるのは、10 ～ 20 年後ですから、仮に今は何も実感がなかったとしても、なるべく早めに酸化対策をすべきです。10 年後に後悔しても遅いのです。

抗酸化療法まとめ

■抗酸化物質を摂る

生体内抗酸化物質の材料を摂る

……ヒト必須アミノ酸、ビタミン、ミネラル

生体外抗酸化物質を摂る

……抗酸化ビタミン

……抗酸化ミネラル

……スカベンジャー

■ストレスを出来る範囲で減らす

活性酸素をゼロにすることは不可能であるが、ストレスを出来る範囲で減らすことで、少しでも活性酸素の発生を抑える。

S

補充栄養療法

Supplement nutritional　Therapy

●ある状況に陥ってしまった時に追加で必要な栄養素を摂ること

■補充栄養療法について

１人１人の人間には当然､個体差があります。例えば､ある人はコラーゲンを作るために、ビタミンＣの量が１必要だとします。けれども、別のある人は 10 ないとコラーゲンが作れないかもしれません。

実際、ビタミンＣなどの水溶性ビタミンに関しては、その利用率において、１対 100 くらいの個体差があると言われています。これは遺伝的なものでしょう。

ですから、代謝栄養療法に基づき最低限必要な量を摂ることに加えて、その人の個体差の分だけ、より多くの栄養素を摂ることも考慮すべきです。

また、１人１人の人間を取り巻く環境もまちまちです。例えば、交通事故にあった人は、損傷した筋肉や靭帯などを再生するために、普段より多くの栄養素が必要かもしれません。感染症にかかってしまった人は、体が必死に免疫細胞を作ろうとしているので、免疫細胞の材料が必要かもしれません。

このように、その人が今、置かれている環境によっては、普段必要としている栄養素に加えて、さらなる量の栄養素が必要になるのです。

これは、スポーツ選手がプロテインを飲む理由を考えてもらうと分かると思います。彼らは激しい運動において損傷した筋肉を回復させるために、通常の代謝で必要な量のプロテインより、より多くのプロテインが必要になるのです。もし彼らがプロテインを飲まずに激しい運動だけをしていたら、壊すだけで、損傷した筋肉を作り変える材料がないので、筋肉は徐々に疲弊していってしまうでしょう。

　同じように、がん患者の人が免疫を高めたいと思っても、免疫刺激をするだけで免疫細胞を作るだけの材料を追加で与えてあげないと、その分の材料をどこかから摂ってくるしかありません。もしかしたら、その材料はコラーゲンを作るための材料だったかもしれないし、別の臓器を作り変えるための材料だったかもしれません。いずれにしても、どこかにしわ寄せがいってしまいます。

　もともと犬小屋を作るために買った木材で、本棚を作ってしまったら、犬小屋を作る材料が不足してしまうのと同じことです。

　ですから、そのような個体差や環境などの、具体的な個々人の置かれた条件に応じて、さらなる栄養素の補充が必要になるのです。

　けれども、個体差と言っても、それは目に見えるものではありません。ですから、水溶性ビタミンなどのように過剰量がかなり高いものは、副作用のリスクが低いので、最初から大目に摂りましょう。他方、脂溶性ビタミンやミネラルは、副作用に注意しながら過剰にならない範囲で最大限摂るようにしましょう。

　生きること、つまり体が生まれ変わること、つまり代謝に必要な栄養素を過剰症にならない範囲で出来るだけ最大限に摂る、これが私の提案する前述の代謝栄養療法です。

ただし、最初から出来るだけ多めに摂っていても、中にはそれでも不足する人が出てくるのです。ですから、そういう人は、不足している栄養素をその個体差に合わせて、徐々に摂取量を増やす必要があります。

私の考えでは、ビタミンAやビタミンCや不可欠脂肪酸などがこれに該当します。代謝栄養療法でも不足する栄養素を個別に補うこと、これこそが、私が提唱する「補充栄養療法」なのです。

S 補充栄養療法Q＝質問項目

Q.30 補充栄養療法はどのような人が行えばいいですか？

■答え

代謝栄養療法は、全ての人に共通して必要なものです。けれども、現実には、個々人の遺伝的な背景や、環境的な背景などはまちまちです。遺伝的に何か栄養素の利用率が悪かったり、体内で何かを作り出す能力に弱点がある人は、より多くの栄養素を提供することで補うしかありません。

環境的にストレスが多く、より多くの栄養素を消費する人は、より多くの栄養素を提供することで補うしかありません。あるいは、がんや感染症などで普段とは違って免疫細胞を作るための材料が追加で必要であったり、交通事故や手術後で傷ついた体を修復するための材料が追加で必要であったりする人もいるでしょう。

このように、個々人の個体性や取り巻く背景に応じて、さらなる栄養素を追加して提供すること、これが補充栄養療法の本質です。

■解説

補充栄養療法として必要な栄養素の例として、次の３つを症状別にして表にまとめて挙げておきます。

■症状別 / 補充栄養療法

症状	栄養	服用の仕方
風邪の人、ストレスの多い人 膀胱炎の人、ウイルス感染症の人 各種がん患者の人、 美容に気を使っている人など	**ビタミンC、ビタミンB群亜鉛など**	2～3時間おき
風邪をひきやすい人 膀胱炎になりやすい人 花粉症の人、胃腸が弱い人、肺がんの人 消化器系のがんの人、膀胱がんの人 美容に気を使っている人など	**ビタミンA**	10000単位より始めて、適宜に増減
アトピー性皮膚炎 じんま疹 喘息 各種アレルギー	**不可欠脂肪酸**	症状に合わせて適宜に増減

Q.31 風邪をひきやすいのですが、どうしたら良いでしょうか？

■答え

風邪の原因は、ほとんどがウイルスです。ウイルスに対抗するためには、体内でインターフェロンを作り出すことが必要です。インターフェロンを作る際に必要なビタミンＣを十分量摂りましょう。水溶性のビタミンＣはすぐに体の外に排出されてしまいますから、出来れば２～３時間ごと、こまめに摂ることをお勧めします。この時、亜鉛も一緒に摂られると効果的でしょう。

風邪をひきやすい人は何故、風邪をひきやすいのか考えなくてはなりません。もしかしたら、慢性的にビタミンＣ不足でインターフェロンが作れないのかもしれません。そのような人は、ビタミンＣを常日頃から摂ることが必要です。

また、もしかしたら、粘膜が脆弱でウイルスがすぐに感染しやすい状態なのかもしれません。そのような人は、粘膜を強化する目的で、タンパク質やビタミンＡを摂ることをお勧めします。

■解説

ほとんどの風邪の原因はウイルスです。ウイルスに対抗する手段は、体内で作られるインターフェロンという物質です。インターフェロンの生成にはビタミンＣが必要です。ですから、風邪の対策としてはビタミンＣが不可欠です。また、前述のように水溶性ビタミンのビタミンＣは、尿として排泄されやすいので、こまめに分けて摂る必要があります。特に風邪の時などは、２～３時間おきにこまめに摂られると効果的でしょう。

また、同時に亜鉛の摂取もお勧めします。亜鉛が風邪の初期に使われる理由は、亜鉛が持つ炎症を抑える作用と同時に、気管と粘膜に影響を及ぼす風邪の原因となる「ライノウイルス（ rhinovirus）」の増殖を亜鉛が阻害するからです。

予防製品にトローチや飴、舌下錠などがポピュラーな理由はここにあって、舌下や口の中で溶け出た亜鉛が、直接、喉の粘膜に付着することによって、ライノウイルスの活動を阻害し、炎症を抑えるのです。なお、亜鉛はビタミンＣと同時に摂取すると吸収率が良くなる性質があります。

亜鉛を多く含む食べ物は、魚介、肉、海藻、野菜、豆類などで、特にカキは良い供給源です。エンドウ豆やソラ豆も亜鉛を多く含む食材ですが、同時にフィチン酸も多く含みます。このフィチン酸はカルシウム、マグネシウム、亜鉛などのミネラルと結合して、吸収を妨げてしまうのです。

フィチン酸は、インスタント食品や玄米などにも多く含まれています。インスタントフードばかり摂っている人や、玄米主義、菜食主義などがミネラル不足に陥ってしまうことの理由の１つはここにあります。

なお、風邪をひきやすい人は、背景に粘膜が脆弱である可能性があります。粘膜が弱いので風邪のウイルスが感染しやすいのです。粘膜再生にはタンパク質、ビタミンＡ

などが関わっています。ですからタンパク質不足、あるいはビタミンA不足の可能性も考えられます。

そのような人は、花粉症であったり、胃腸が弱かったり、膀胱炎になりやすかったりすることが多いのです。理由は、いずれも粘膜の代謝に問題があるからです。心当たりがある人は、ビタミンAとタンパク質を摂るようにしましょう。

参考　ビタミンAとβ-カロテン

ビタミンAは副作用があるから、β-カロテンを摂った方が良いと言う人もいると思います。β-カロテンは体内に入ると理論上はビタミンA 2個になります。ただし、β-カロテンの吸収率は低いと言われているので、かなりの量を摂る必要があります。

β-カロテンは油とともに摂ると吸収率が上がると言われていますが、吸収率を上げるために油を摂れば、カロリーを摂り過ぎてしまう可能性があります。

β-カロテンをたくさん摂っても、改善しなかったビタミンA欠乏症の患者が、ビタミンAを摂ることで改善した報告があります。

このことは、β-カロテン自体がほとんど吸収されなかったことを示しているとも考えられますし、β-カロテンが吸収できたとしても、それが必ずしもビタミンAとして利用されるわけではないことを示しているとも考えられます。

このように、生体内では理論通りにいかないことも多々ありますので、この場合は、ビタミンA自体を摂った方が良いと言えるでしょう。

Q.32 内視鏡の検査で胃がんと診断されてしまいました。私は手術が怖いので、代替療法で免疫を高めることで治療したいと考えています。何か注意点はありますか？

■答え

全ての基本が、代謝栄養療法です。まずは、生命活動に必要な栄養素をきちんと摂っていくことが、全ての治療の基本になります。その上で、もし免疫を高めるために、免疫刺激を行うのでしたら、追加で免疫細胞を作る分、追加で免疫細胞を作り出すための材料を提供することが最低限必要なことです。

食事でもなんでも、追加で何かを作るときには、追加で材料が必要になるのと同じだと思えば、理解しやすいことだと思われます。これが私の提唱する補充栄養療法です。さらに、がんの発生を防ぐためにも、がんの原因である酸化を防ぐ抗酸化療法を合わせて行うべきです。

■解説

ここで、がん治療として行われている免疫療法について検討してみましょう。

もし仮に免疫を刺激することで、免疫細胞をたくさん増やして、免疫反応を活性化したいと言うならば、免疫細胞を作るための材料をきちんと提供しなくては意味がありません。そうしないと、本来は他で必要としている材料が免疫細胞を作ることに使われてしまうことになり、その結果、

■あるワクチンを使用したときの子宮頸がんの患者生存率

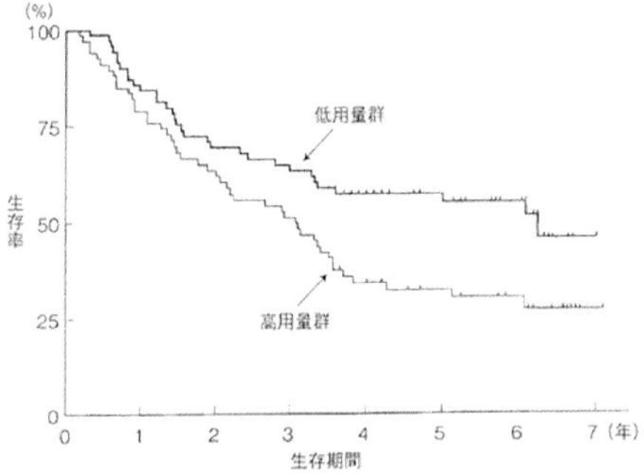

出典 Gynecologic Oncology, 2006; 101: 455

どこかしらにしわ寄せが来てしまうのです。

ここで、あるワクチンの例で見て行きましょう。

放射線治療を行うⅢ期子宮頸がん患者を 2 分し、低容量 Z-100 群と高用量 Z-100 群で経過を観察した結果、なんと高用量群の方が生存率が低下してしまったのです。この結果からどう考えるべきでしょうか。人によっては、このワクチンは高容量で使うと有害であるという結論に達するかもしれません。有用性がないと言うかもしれません。実際にこのワクチンは、がん治療薬としては認可されていません。

では、私はどう考えるかと言いますと、十分な栄養素が整った環境がない状態で、無理に免疫を上げてしまうと、本来、体の他のところに使いたかった栄養素がそちらに回されてしまう可能性があります。その結果、体のどこかにしわ寄せが来て、人間全体で見たときに、マイナスの効果でしかなくなってしまうのです。

そもそも、がん患者の人は、一般的に栄養不足の状態に陥っていることが多いのです。まずは、そこから改善しない限りは全ての治療が無意味で、時に有害になってしまうのではないかということです。それが、私が提唱し続けている代謝栄養療法の根本です。

ところで、人間の体は良く出来たもので、栄養不足の時に、使い古しの材料を再利用するシステムがあるというお話をしました。けれども、所詮は使い古しの材料なので、既に傷ついていたりと不備があることは否めません。

ここで最も重要なことは、今の自分が置かれている状況を考慮した上で、普段とは違って今は免疫細胞を余計に作らなくてはならない状況なわけですから、免疫細胞を作るために必要な栄養素を、その分、余計に補充しなければならないということです。

まずは普段、体が求めている栄養の必要量をきちんと摂ること、つまり代謝栄養療法を行うことです。そして、その人の置かれている状況や環境、体調に応じて、さらなる栄養の補充が必要であるならば、補充栄養療法を行います。さらに、酸化対策を行うことによって、さらなるがん細胞の発生を食いとどめることで、より効果的に治療を進めることが期待できます。

ここでの補充栄養療法の補足として、胃の粘膜再生に必要なビタミンＡを摂ることで正常粘膜の代謝を促し、結合組織の材料であるビタミンＣを摂取することで、浸潤や

■日本人男性の胃がん発見数と死亡率の推移

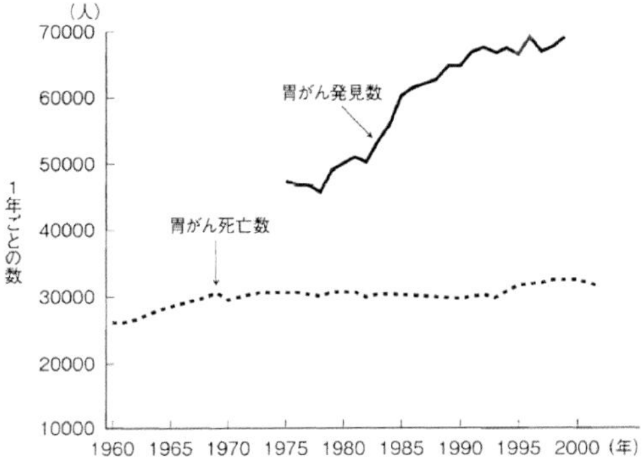

出典 胃と腸, 2005; 40: 19

転移を最小限に留めるよう努めることも大切でしょう。

さて、次に胃がんと診断された時の治療の必要性について考えてみましょう。上のグラフをご覧下さい。

これを見ると、発見数が増加しても死亡数は減っていないことが分かります。

健康診断の普及によりがんを早期発見しても、つまり手術、放射線、抗がん剤などの治療をしても、結局死亡数は変わらないということになります。

このデータに基づくなら、非常に辛い副作用のある治療を行う前に、まずは本質的、根本的な「代謝抗酸化補充栄養療法」を行ってみてはいかがでしょうか。

補充栄養療法のまとめ

■普段と異なり、余分に体の中で何かを必要としている場合

風邪の時のインターフェロン
がんの時の免疫細胞
ストレスが多い時の抗酸化物質

■もともと遺伝的に他の人よりもある栄養素がたくさん必要である場合

以上の場合、その分だけ、より多くの栄養素を補う必要がある。

T

代謝抗酸化補充栄養療法
その他のアドバイス

■代謝抗酸化補充栄養療法
その他のアドバイスについて

代謝と言うと、栄養素が吸収されて、各細胞で起こる化学反応ばかりに目が行きそうですが、血流が悪かったり、動脈硬化があったりすると、必要な栄養素が必要な場所にはたどり着けません。どんなに良いものを摂っても、目的の場所にたどり着かなくては無意味です。

例えば、便秘があって、いつまでも宿便があると、正常な消化吸収の流れが途絶えてしまいます。腸の中が、人身事故で停車中の満員電車の中のような状態では困ります。ですから、血流を良くして、便秘を改善することも、代謝抗酸化補充栄養療法においては必要不可欠なことなのです。

また、世間でよく言われている健康療法は、○○は良い、△△はダメと言った短絡的なものが多いと思われます。

いろいろな人が無責任にこれは悪い、これを食べるななどと言っていますが、もし、言われていることを全てそのまま受け止めていたら、出来ることが非常に限られてしまいます。

そんなことを気にしていたら生きていけないので、私はそのようなことを気にするのではなく、基本的には、好きなものを好きなように食べて構わないから、代謝栄養療法に基づき、最低限必要なものを必要なだけ摂って下さいと言っています。

ただし、例外として、トランス脂肪酸はなるべく摂らないようにしましょう。それと出来たら、カップラーメンとか、古い油を使った料理なども控えた方が良いでしょう。

さらに、○○は良い、とテレビや雑誌や何かで見たとしても、たったそれだけで良いことなどあるはずがないので、惑わされないで下さい。

私たち人間の体は、何か１つだけを摂ったことで解決できるほど単純には出来ていないのです。どんなに良いと言われているものでも、たった１つだけを摂ることで解決されることなど、本質的にはないのです。時に、突出して１つだけ摂ることは有害ですらあります。

人間の体の中で起こっている反応は、科学、より具体的に言うと生化学ですから、やはり、そこで求められている必要な栄養素を、生体内の生化学的なシステムに基づいて必要なだけ摂るということが一番大切なことでしょう。

T　代謝抗酸化補充栄養療法
その他のアドバイス　Q＝質問項目

Q.33 どうしてトランス脂肪酸は体に悪いのですか？

■答え

プロスタグランディン（PG）が大切であることは前述の通りです。その時に、トランス脂肪酸と言う言葉が出てきたのを覚えているでしょうか。そうです、人体に大切なホルモンであるプロスタグランディン（PG）を作る時に、それを阻害するのがトランス脂肪酸なのです。

トランス脂肪酸は、液体の油を人工的に固体にする時に生じます。海外では、使用を制限されているところもあるほどです。そんなに体に悪いものなら、摂らなければ良いのではと皆さん思うことでしょうが、実は日本では現在でも、様々な食品にこのトランス脂肪酸が含まれているのです。

■解説

脂肪酸は大きく分けると次の２種類があり、それぞれ特徴が違います。

・飽和脂肪酸　：常温で固体。肉類や乳製品に多く含まれる油。

・不飽和脂肪酸：常温で液体。種子や魚の油。

利便性の追求から、常温で液体の不飽和脂肪酸に特殊な加工を施して、常温でも固体の油を作ろうという発想の基に出来たのがマーガリンやショートニングです。

問題視されているトランス脂肪酸の多くは、植物油に水素を添加して硬化（固形化）する工程で出来ます。マーガリンやショートニングなどには、トランス脂肪酸が比較的多く含まれます。また、加工食品を焼いたり、揚げたりする過程で生成されることもあります。

マーガリン、ショートニングはパンや菓子などの加工食品に多く使われるため、ケーキ、ドーナッツ、クッキ

■主な食品のトランス脂肪酸含有量

食品名	試料数	平均値	最小～最大値
マーガリン類	34	7.00	0.36 ～ 13.5
ショートニング	10	13.6	1.15 ～ 31.2
ビスケット類	29	1.80	0.04 ～ 7.28
ケーキ類	12	0.71	0.26 ～ 2.17

※「食品安全委員会」2006 年調査

■天然の不飽和脂肪酸とトランス脂肪酸の違い

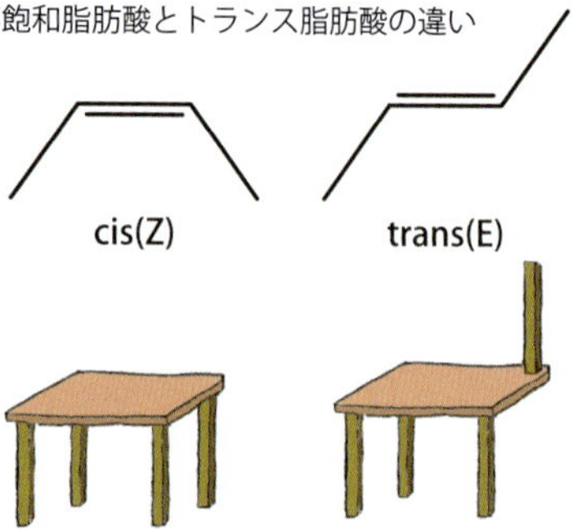

ー、スナック菓子（油で揚げたもの）などにもトランス脂肪酸が含まれていることになります。

天然の不飽和脂肪酸の場合、ほとんど全てシス型というのをとるのに対し、加工されたものは、トランス型になっているということです。

シス型とトランス型を簡単な例を使って説明します。図のように机は板の下に４本の足が付いています。そのうちの１本が板の反対側にあったらどうでしょうか。使い物にならないのは、言うまでもありません。

このような不自然な脂肪酸が、トランス脂肪酸なのです。つまり、本来あるべき脂肪酸ではないので、人間にとっては有害物質であるということです。

トランス脂肪酸の摂り過ぎが良くない大きな理由は、以下の２つです。

①プロスタグランディン（PG）などのホルモンの材料になることが出来ない。

プロスタグランディン（PG）とは、前述のように、体内の環境を維持するために重要なホルモンです。体内でうまく生成されないことにより、様々な健康被害が生じます。

②プロスタグランディン（PG）を作るための代謝において、リノール酸からγ - リノレン酸を作る過程を阻害する。

リノール酸は、紅花油やヒマワリ油、コーンオイル、ゴマ油、大豆油など、毎日の生活の中で比較的摂取しやすい脂肪酸ですが、そのリノール酸をせっかく摂取しても、トランス脂肪酸を摂取することによって、体内で大切な働きをするプロスタグランディン（PG）が作れなくなってしまうのです。

このように、トランス脂肪酸の摂取に伴うリスクとして指摘されているのは、主として虚血性心疾患 (冠動脈の閉塞・狭心症・心筋梗塞) の発症と認知機能の低下です。WHO（世界保健機関）/FAO（国際連合食糧農業機関）の 2003 年のレポートでは、トランス脂肪酸は心臓疾患のリスク増加との強い関連が報告され、「摂取量は全カロリーの 1% 未満にすべき」と勧告しています。

また、ある実験では、トランス脂肪酸を使った大手ハンバーガーチェーンのハンバーガーとポテトフライが腐らないことが判明しました（酸化による劣化が起こりやすく、扱いにくい不飽和脂肪酸を加工によって改造したものがトランス脂肪酸です）。

最近では、疫学調査でも消化管全体にわたる潰瘍を特徴とする難病のクローン病が、トランス型脂肪酸により発生することが明らかになりました。

これらの理由などから、ニューヨーク市は世界に先駆けてトランス脂肪酸使用規制を決定しました。続いてカリフォルニア州でも 2008 年 7 月 25 日、アーノルド・シュワルツェネッガー知事は、トランス脂肪酸を含む食品を州内の飲食店から追放する州法案に署名しました。このように、アメリカではカリフォルニア州など一部の州では、既にトランス脂肪酸の使用に関する法的規制がなされています。

以前よりデンマークでは、2004 年 1 月から食品の製造・加工過程で生じたトランス脂肪酸について、最終製品に含まれる油脂 100 g あたり２ g 未満とする規則が設けられていました。カナダでも 2005 年 12 月から実施されている加工食品の栄養表示規則では、総脂肪、飽和脂肪酸、コレステロール、トランス脂肪酸を表示しなければなりませんでした。

このように、トランス脂肪酸の使用を禁止したり、表示を義務化した国があり、実際に日本でも多くの新聞で取り上げられていますので、紹介しておきます（次頁を参照）。

これだけ取り上げられているのに、具体的な対策に乗り出していない今の現実は、どうなのでしょうか。

■トランス脂肪酸の問題を取り上げた新聞記事

「トランス脂肪酸」NY、全米初の規制
飲食施設を対象

【ニューヨーク＝共同】ニューヨーク市は一日、揚げ物用の調理油などに含まれる「トランス脂肪酸」（TFA）の使用規制を施行した。市内の計約二万二千の飲食施設は同日から、調理油などのTFAの量を一食当たり〇・五㌘未満に抑えるよう義務付けられる。こうした規制導入は全米で初めて。

ファストフードなどに多く含まれるTFAは多量に摂取した場合、血中の悪玉コレステロールを増やし、肥満や動脈硬化などの危険性を高めるとされ、全米最大都市ニューヨークの健康志向の取り組みが注目を集めている。

市によると、規制に違反したレストランなどは二千—二百㌦（二十四万六千—二万四千六百円）の罰金を科される。

来年七月からは調理油などだけでなく、すべてのメニューに含まれるTFAの量を、一食当たり〇・五㌘未満に抑えるよう義務付ける。

2007.7.2　日本経済新聞

トランス脂肪酸欧米で進む規制
「摂取量 米の3分の1」？ 日本はまだ静観

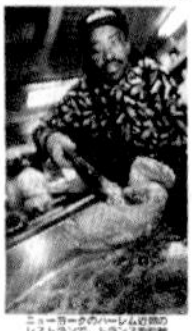

NPO「消費者が選べる表示に」

2006.12.18　東京新聞

◆トランス脂肪酸 消費者庁が表示指針決定

消費者庁は21日、トランス脂肪酸に関する表示指針を決めた。昨年10月に公表していた指針案を一部修正した。表示を義務づけるかは今後、検討する。指針の主な内容は①100㌘中0・3㌘未満の含有量は技術的に正確な検出が困難なことから「ゼロ」と表示できる②栄養成分表示の枠内で表示し、飽和脂肪酸やコレステロールと一緒に表示する③含有量の分析方法をホームページなどでわかりやすく示す——など。トランス脂肪酸は菓子などに含まれ、過剰にとると心疾患など健康への影響があるとされる。

2011.2.22　毎日新聞

トランス脂肪酸
「高い危険性 明らか」
消費者庁が見解
食品表示義務化を検討

マーガリンなどに含まれ、過剰摂取すると動脈硬化などを引き起こすとされるトランス脂肪酸について、食品への表示義務化を検討している消費者庁は11日までに、「より危険性が高まっているという科学的データがはっきりしてきた」との見解を示した。

同庁は今月中にも、トランス脂肪酸が製品に含有する量を食品メーカーが任意で示す際のガイドラインをまとめる。将来は表示を義務化したい考えで、法改正なども視野に入れている。

同庁によると、国連食糧農業機関（FAO）や世界保健機関（WHO）が2008年、加工食品に含まれる人工のトランス脂肪酸が動脈硬化などを引き起こし、心疾患を発症する危険性を高めることが、より明確になったと報告している。

08～10年の別の研究結果でも、トランス脂肪酸が健康に悪影響を与えるとの結果が出ており、同庁は「摂取量が少ない方がよいのは明らか。国内での検証作業を待たずに、食品への表示を進めるべきだ」としている。

トランス脂肪酸を巡っては、米国やカナダ、韓国、アルゼンチンなどの国が栄養成分表示の一環として、食品への含有量表示を義務付けている。

2010.9.12　日本経済新聞

トランス脂肪酸 お菓子で取りすぎ?
30～50代女性 高い傾向

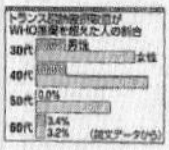

2010.3.23　朝日新聞

Q.34 過酸化脂質とは何ですか？

■答え

何度も使い古した油や、インスタントフード、ジャンクフードなど、作られてから時間が経っている食品に含まれる油などは、すでに酸化されています。このように、酸化されてしまった油は酸化物質として、他の物質を酸化してしまうのです。このような油のことを過酸化脂質と呼びます。

古い揚げ物や、ジャンクフードなどを食べた後に、お腹が痛くなったことはありませんか。それは、この過酸化脂質により、胃腸の粘膜が酸化されてしまったことによるのです。これらの食べ物を全く食べないなどということは難しいでしょうが、なるべく控えた方が賢明でしょう。

■解説

脂肪が酸化されたもので、繰り返し使用され古くなった（酸化した）揚げ物油などが過酸化脂質の例です。この過酸化脂質も活性酸素のように、体の中で酸化物質として働いて、健康を損なう原因の１つとなるのです。

例えば、いろいろなところで料理として出される揚げ物を考えてみましょう。その時に使われる油は液体ですので不飽和脂肪酸が多いのですが、不飽和脂肪酸は酸化しやすいという特徴があります。その結果、過酸化脂質という酸化物質が生まれてしまうのです。インスタントフードなど、いくら密閉されているとはいえ、完全に空気と遮断することは不可能です。ですから、時間が経つにつれて、徐々に過酸化脂質になっていくのです。

古くなった油を使った料理やポテトチップスなど、過酸化脂質を多く含んでいるものに注意しましょう。

お酒を飲んだ後など、夜中にお腹が減って油っぽいものを食べると、翌日、胃もたれしたなどということがありませんか。これは、胃腸の細胞が過酸化脂質によって酸化されたことの１つの例なのです。

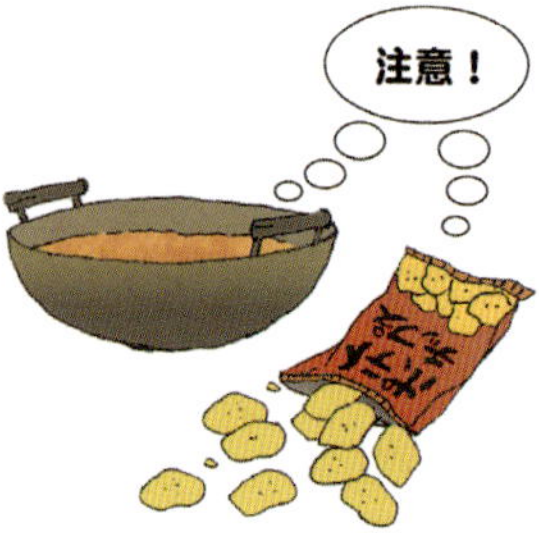

Q.35 便秘対策はどうしたら良いですか？

■答え

腸がきちんと動くことで、便は肛門の方へと進んでいきます。この腸の動きを、蠕動（ぜんどう）運動と言います。腸の蠕動運動は善玉菌の刺激によって生じます。善玉菌も生きています。善玉菌が元気になるように、善玉菌のエサとなるオリゴ糖を摂りましょう。

食物繊維は便の量を増やすと同時に、有害物質を吸着することで排毒の役目を果たしますし、水分を含むことで便を柔らかくします。適度な食物繊維摂取も便秘対策には有意義です。

ただし、過剰な食物繊維の摂取は、体に必要なミネラルも排出してしまう可能性がありますから、菜食主義など偏った食事の摂り方も良くありません。

■解説

便秘になるには、その原因がいろいろと考えられます。もともと、便の量が少なかったり、水分不足で便が固いのであれば、繊維質を摂ることが良いでしょう。繊維質が便の量を増やすと同時に、水分を吸収して便が柔らかくなります。けれども、腸の動きが悪い便秘の人が繊維質を摂ると、かえって便の量が増えた分お腹が苦しくなってしまいます。

そもそも腸の蠕動運動が起こるのは、乳酸菌など（善玉菌と呼ばれる菌）の刺激が原因と考えられています。腸の動きを良くするには、それら善玉菌を活性化してあげれば良いはずです。腸の中では善玉菌も生きています。生きているのなら当然食べ物が必要となります。

　繊維質が善玉菌のエサだと考える人がいるようですが、実は善玉菌は食べ物がない時に繊維質を食べているにすぎないのです。善玉菌が本当に食べたいものは、実はオリ

■善玉菌のエサとなるオリゴ糖と食物繊維

オリゴ糖
善玉菌のエサになり、善玉菌に効果的に働きかけます。
食物繊維
食物繊維を多く含む野菜や豆類、海藻類やキノコ類は毎日積極的に摂るようにしましょう。

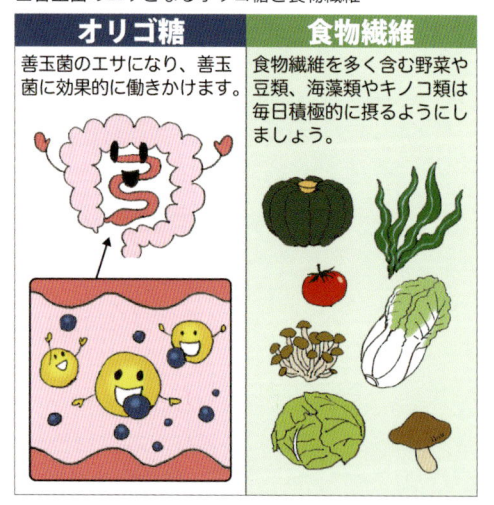

ゴ糖なのです。ですから便秘の際はオリゴ糖を摂れば腸の動きは良くなり、便秘は改善されます。

　便秘があると、お腹が張って辛く苦しいのですが、実は便秘はもっと恐ろしいことを引き起こしてしまいます。栄養の消化吸収を阻害し、免疫の異常を引き起こし、発がん

のリスクを高めてしまうのです。腸管に長い間停留した食物のカスや、繁殖した大腸菌が、過剰にパイエル板（※パイエル板：腸間膜の反対側に位置する哺乳類固有の免疫器官のひとつ）を刺激してしまうからです。

実際に様々な抗原による免疫刺激が一度にあると免疫が狂うことは以前より言われており、膠原病や自己免疫疾患の人に便秘があるのも、このことが起因していると思われます。

私たちの腸内には、400 種類を超える、およそ 100 兆個もの腸内細菌が住んでおり 、いわゆる善玉菌と悪玉菌の割合に腸内環境は左右されています 。腸内の温度は 37℃と高いため、食物の残りが腐敗しやすく 、これらを長時間腸内に滞留させることは 、悪玉菌を増やし、腸内環境を悪化させる要因になってしまうのです 。

人間の体は、水の流れのように、常に留まらないで変化し続けることが大事なのです。

便秘対策がとても大切なのが、ご理解頂けたでしょうか。ですから、便秘対策としてオリゴ糖と適度な食物繊維を摂取しましょう。

ちなみに、病院で処方される便秘薬であるマグネシウム製剤は、女性の胸を小さくするという報告がありますし、ラキソベロンなど腸を刺激する薬の汎用は、刺激慣れして効果がなくなってしまうこともあります。いずれにしても、薬は一時的に使う分には良いでしょうが、常用すべきものではないでしょう。

参考　腸内細菌の働き

■腸内細菌の種類と働き

健康な人の腸内には400種を超える、総数で約100兆個もの腸内細菌がバランスよく住みついています（人間の体を構成している細胞数は60兆個と言われていますので、いかに多くの細菌が繁殖しているかが分かります）。この細菌たちは、病原菌などの有害な菌が簡単に体内に入らないよう守ってくれるので、ヒトにとっては不可欠な存在です。

腸内細菌は大きく2種類に分類することが出来ます。

これらの善玉菌・悪玉菌は、腸の中で自分たちの生きる場所を増やそうと勢力争いをしています。通常、一定のバランスを保って定着している菌たちが老化・疾病・食生活の乱れなどに

	善玉菌	悪玉菌
代表例	乳酸菌（ビフィドバクテリウム、ストレプトコッカス、エンテロコッカス、ラクトバチルス）	大腸菌、ウェルシュ菌、バクテロイデス、ユウバクテリウム
影響	免疫活性、感染防御、消化吸収の援助、ビタミン合成、腸管運動を促進	細菌毒素・発がん物質・ガスの発生、腸内腐敗

よってそのバランスが崩れていくと私たちの体には便秘や下痢などの影響が出てきます。

■便秘になる原因

善玉菌の刺激がなくなると、腸の蠕動運動が起こらないため便秘になります。

便秘になり、有害菌が作り出した有害物質を腸内に長い時

間停滞させると、腸の壁から体内に吸収されて悪影響を及ぼします。最近ではニトロソアミンのような発がん性物質を作り出すことが「大腸がん」に関わっていると指摘されています。

当然、代謝も阻害されますし、さらに栄養不足が重なった時などは、正常粘膜が作られず、宿便からの異常な刺激により、自己免疫疾患やがんなどを発病するリスクが高まります。

■下痢になる原因

下痢も腸内細菌のバランスが崩れることでも引き起こされます。心身のストレス、偏った食事、抗生物質などの薬の乱用、病原微生物の流入などが原因として考えられています。

もちろん、下痢も脱水など気をつけるべき点はありますが、それ以上に代謝を崩す便秘は良くありません。

このように、腸内細菌は人体の健康維持に対して大きな影響を与えると言えます。健康を維持するためには、腸内環境を整えることが重要なポイントとなります。

Q.36 知人が菜食主義にはまっていて、健康にいいからと私も勧められましたが本当でしょうか？

■答え

偏った食事で良いことなど全くあり得ません。何度もお伝えしているように、人間の体の中の反応は、生化学のシステムに基づいて起こっています。その反応は、一言で説明できるほど単純なものではありません。様々な反応が複雑に絡み合って生命活動は維持されているのです。

当然、そこでは様々な栄養素がその反応を支えています。それぞれの反応に必要なだけの十分な栄養素がなくては、その反応はスムーズに行われないのです。何か１つだけ十分にあっても駄目なのです。

体全体が要求している栄養素は何か、そのことをしっかり認識した上で食事を摂りましょう。それら必要栄養素が十分量摂れている条件でしたら、後は好みの問題ですから、好きな食べ物を摂ったら良いのではないでしょうか。

代謝という生命のメカニズムは科学です。願うだけとか、思うだけでは健康にはなれないのです。

■解説

極論を言えば、多くの野菜は栄養学的に見れば、大きくビタミンとミネラルを摂れることぐらいしかメリットがありません。プロテインはそもそも含有量も低いし、プロテインスコアも低いため、体の必要量を摂るためには桁違いに多くの量を食べなくてはなりません。

その他のセルロース（繊維質の主成分）は、体には吸収されず便として捨てられてしまいます。また近年では、野菜そのものの栄養価が低下傾向にあるとされ、ビタミンやミネラルの含有量も減ってきています（Q 4参照）。

野菜を摂ることのその他のメリットとしては、白米など吸収の良い糖質を摂る前に野菜を食べると、吸収を遅らせ、急激な血糖値の上昇を抑えられます。また、腸管を通る過程では、有害物質を吸着して便から排出してくれるので、一部の便秘の人には効果があることも考えられます。

現在アメリカでは、健康ブームのあおりで、ベジタリアンが流行っているとされています。それで、アメリカ帰りの栄養士やサプリメントアドバイザーの中には、野菜が健康に良いと強く訴える人がいます。

仮に菜食主義が良かったとしても、実際には様々な背景があり得ます。1つには、アメリカ人の基本が肉食中心であるということです。肉食中心のアメリカ人が野菜を食べることは、健康になることが考えられますが、日本人が同様に菜食主義を貫いた場合どうでしょうか。食生活が欧米化したとはいえ、ファーストフードなどが多くなっただけで、必ずしも十分量のタンパク質を摂れているわけではありません。

そんな状態で野菜ばかり食べていると、タンパク質不足になるのは明らかです。いくらアメリカでベジタリアンが流行っているとか、野菜のイメージが健康的であるとしても、「野菜が良い」「○○は駄目だ」というように短絡的に考えるのは本質的ではありません。本質は人間全体が要求している栄養素を必要量摂れているかどうかということです。

参考　アルカリ性と酸性

ベジタリアンの中には、アルカリ性食品が健康に良いという人が多くいます。体の中はアルカリ性であるという理屈です。確かに血液は pH7.35~7.45 くらいの弱アルカリ性に保たれています。しかし、これらは呼吸や代謝などにより一定に保つようなシステムがありますから、そんな単純に食べたものが影響を与えたりはしないものです。

ちなみに、菜食主義者の主張は、「体の中では食品は燃えている。だから、実際に燃やしてみて、その残りかすを調べれば、それがアルカリ性食品か酸性食品か分かる」というものです。確かに、野菜やキノコ類などを燃やせば、ナトリウム、カリウム、カルシウム、マグネシウムなどのミネラルが燃えカスに残りますし、それらのミネラルは確かにアルカリ性です。同様の理由で梅干しはアルカリ性食品だと言っていますが、梅干しはどう考えても酸っぱい味がします。字のごとく、酸っぱいのは、クエン酸という酸があるからです。ということは化学的に考えたら、明らかに酸性です。ですから、アルカリ性食品だ、酸性食品だという時の、アルカリ性だとか酸性だとかいう言葉の使い方から間違っているのです。

生体内の反応は科学ですから、いろいろな言葉に惑わされるのではなく、体にとって必要なものを必要量摂る、というただそれだけを考えて下さい。

Q.37 最近、友人から「１日１食が体にいいらしいよ、テレビで医者が言っていた」と言われましたが本当ですか？

■答え

　何々が良い、何々が悪い、などという短絡的なフレーズをしばしば耳にしますが、果たして誰にとって、どんな条件で良いのでしょうか。

「食物繊維は体に良い」というのは、一般の人には当てはまるかもしれませんが、クローン病や潰瘍性大腸炎の人には、その通りではありません。また、一般の人であっても、摂り過ぎては良くないこともあります。

「脂肪は体に良くない」と言う人もいます。確かに、脂肪の摂り過ぎは高脂血圧や動脈硬化の原因となりますが、脳や細胞膜の材料も脂質であることは、前にお話ししました。

　物事はある一側面だけしか見ないと、本質とはかけ離れてしまうことがあります。しばしばこの社会では、嘘ではないが、本質的に正しくもないことがまかり通っていますので、本質的には何が正しいのか、常に批判的に考える姿勢が必要です。

■解説

「東京タワーは東にあります」と言われたら、東の方角を見ればそれが本当かどうかが分かりますが、「東京タワーは右にあります」と言ったらどうでしょうか。言った人がどの向きにいるかで、正しくもあれば、間違ってもいます。このように、世の中には、嘘ではないが、本質的には正しくない表現がたくさんまかり通っています。

BMI値（Body Mass Index：体重（kg）÷身長（m）の２乗）が40以上の人は、１日１食が良いかもしれません。それもそのはず、仮に身長を175cmとした場合は、なんと体重が122.5kgとなるわけですから、確かにダイエットをした方が体に良さそうですし、実際に、論文を調べてみると、それを実証するようなものが見受けられます。他方、BMIの目標値は22であり、仮にBMIが35（つまり、身長175cmの人で体重が107.2kg）未満だと１日１食は体に良くないと考えるべきでしょう。冷静に考えてみれば、量的にも１日１食で人間が必要とする栄養素が摂れるはずもなく、仮に実行したとしても、水溶性ビタミンなどはすぐに排出されてしまうので、分割して摂った方が良いに決まっています。

人間の体には、糖新生という反応があり、１週間絶食しても低血糖で死ぬことはありません。この糖新生は、あらゆる臓器のタンパク質を壊して、糖に換えることを言います。タンパク質の大切さは、これまで何度もお伝えした通りですので、タンパク質が壊されてしまうことが、いかに困るか理解出来るでしょう。

以上より、極端な考え方や、食事制限は、人間全体から見たときに決してプラスにはならないことが分かって頂けると思います。

Q.38 父が大腸がんと診断されました。頑固な父で辛い手術、抗がん剤などの治療は絶対に嫌だと言っていますが、何か良いアドバイスはないでしょうか？

■答え

全ての治療を受ける前に、その基本にあるものが代謝抗酸化補充栄養療法です。

必要な栄養素を必要量摂れているでしょうか？もし、摂れていないのなら代謝栄養療法を行います。

酸化対策は出来ているでしょうか？もし、出来ていないなら、抗酸化療法を行います。

その病気に対して、追加で栄養を補充する必要性があるでしょうか？もし、必要性があるなら、補充栄養療法を行います。

それら根本治療が出来ている上で、適宜、痛み止めなどの対症療法を行いましょう。

■解説

まず、何故、大腸がんになったのか、という根本的なところから考えていきましょう。もしかしたら、大腸の代謝に十分な栄養状態になかったために、異常細胞が出来る原因になってしまったのではないか？

あるいは、便秘などがあり、有害物質が停留してしまった結果、異常細胞が出来てしまったのではないか？

または、ストレスなどの原因で、活性酸素が大量に発生して異常細胞が出来てしまったのではないか？そこで、まずは代謝栄養療法、抗酸化療法を行うようにしましょう。

○代謝栄養療法

大腸の代謝周期は約１週間です。つまり、大腸は通常１週間で入れ替わります。きちんと入れ替わるためには、十分な栄養が必要です。代謝周期が短いので、比較的短期間で効果が見られます。

まず、以下のような栄養素を、十分量摂ることが必要です。

・ヒト必須アミノ酸
・ビタミン（C、B 群、E）
・ミネラル
・レシチン
・不可欠脂肪酸
・オリゴ糖

○抗酸化療法

以下のような物質を摂ることで、十分な酸化対策を行いましょう。

・抗酸化ビタミン
・抗酸化ミネラル
・カロテノイド、キサントフィル、ポリフェノールなどのスカベンジャー

代謝栄養療法、抗酸化療法を行った上で、適宜、補充栄養療法を追加しましょう。

○補充栄養療法

適切なサプリメントを摂りましょう。詳しくは、補充栄養療法の項目を参照にして下さい。

さて、今回のご質問は大腸がんですので、大腸がんを例にとって、必要と考えられる補充栄養療法を見てみましょう。

まずは、正常腸管粘膜再生を活性化するために、腸管粘膜の分化再生に必要なビタミンＡを摂りましょう。そして、浸潤や転移を防ぐ目的で、結合組織の材料であるビタミンＣを数時間毎に摂取しましょう。

そして、上記の代謝抗酸化補充栄養療法を行った上で、適宜、疼痛緩和の痛み止めや、腸閉塞になった時の治療など、対症療法を行いましょう。

Q.39 好転反応とは何ですか？

■答え

身体に必要としている栄養素が行き渡ると、代謝が活性化します。その結果、これまで感じられなかったような症状が感じられるようになります。このことを「好転反応」と呼ぶのです。

身体が頑張って代謝を更新するため、これまで頑張っていなかった身体の細胞が急に頑張りだした様子をイメージしてみて下さい。これまで運動をしていなかった人が急に運動を始めるとどっと疲れてしまうように、細胞もいきなりの変化に対応できずに、一時的に疲れてしまうことがあります。その結果、倦怠感や胃腸症状などが出現することがあるのです。

全く運動をしていない人の方が、少しでも運動をしていた人よりも、疲れが出やすいように、体調が健全な人よりも体に問題がある人の方が、このような好転反応も出やすい傾向にあります。

ここで気をつけるべきは、好転反応と副作用の違いです。副作用は有害事象であり、その先ずっと症状が続く可能性がありますが、好転反応は一時的なものですので、たいていは数日以内には収まり、どんなに長くても１カ月を超えることはないでしょう。

運動もきちんとやり続けると、徐々に身体が慣れていき、最初の頃と同じような動きをしても疲れがたまらなくなるのと一緒で、代謝もきちんと回りだすと、スムーズに健康の維持、向上に寄与するのです。

■解説

ここでは好転反応の一般論についてお話しします。

好転反応とは、「好ましい方へ転ずる」身体の反応という意味で、自然療法には必ず現れる反応です。症状が良い方へ転ずる時、一時的に悪化、または不定愁訴が出ることを言います。慢性疾患を持っている場合に起こりやすい反応です。

中国医学（漢方医学）では、別名「瞑眩（めいげん）反応」と言い、漢方の常識では「瞑眩なくして効果なし」とも言われています。つまり、好転反応の症状が出るのを境にして、体質は急速に好転（改善）していくことになるのです。

症状としては、好転反応には段階があり、次のような段階によって症状は変わっていきます。

第 1 段階　調整作用（弛緩反応・過敏反応）

新しい刺激に対して身体が反応しているという現われで、それに順応するまでの一時的な現象です。また、異常な状態のバランスから正常なバランスへ戻ろうとしている過渡期でもあり、治りにくい慢性病から、治りやすい急性疾患状態へ身体を戻すという作用でもあります。強く反応が出た個所というのは、身体の中で最も悪い、あるいは最も弱い個所です。

■主な症状　だるい、倦怠感、便秘、下痢、発汗、痛み、腫れなど。

第２段階　浄化作用（排泄反応）

　細胞が活性されることによる一時的な解毒反応で、老廃物や不純物の排泄反応と言えます。便や皮膚などに排泄されることによって起こります。

■主な症状　しっしん、吹き出物、かゆみ、目やに、皮膚の変化（アトピー）、便の色の変化、大量の便、通常の２～３倍の生理など。

第３段階　新生作用（回復反応）

　好転反応の最終段階で、血行が改善され、うっ血して汚れた血液が一時的に体内をめぐり始めることによって起こります。また細胞の新陳代謝が進み、正常な機能を持つ細胞に生まれ変わる時に起こる生体反応でもあります。好転反応の中で最も辛いのですが、これが起こった時こそ、体質が変わる時です。

■主な症状　胃痛、頭痛、吐き気、発熱、動悸など。

　なお、上記の第１段階から第３段階までは、身体の中では反応が起きていますが、必ずしも全ての反応を感じるとは限りません。

代謝抗酸化補充栄養療法 MAST まとめ

M　代謝栄養療法

◆ヒト必須アミノ酸

◆ビタミン（ビタミンB群、C、E）

◆ミネラル（亜鉛、ヘム鉄、カルシウム、マグネシウム、セレン、クロム）

◆不可欠脂肪酸（γリノレン酸、EPA）以上を摂る。

A　抗酸化療法

◆ストレスを出来る範囲で減らし、抗酸化物質を摂る

◆生体内抗酸化物質の材料を摂る（アミノ酸、ビタミン、ミネラル）

◆生体外抗酸化物質を摂る（抗酸化ビタミン、抗酸化ミネラル、スカベンジャー）

S　補充栄養療法

◆普段と異なり、余分に体の中で何かを必要としている場合や、もともと遺伝的に他の人よりもある栄養素がたくさん必要である場合、必要に応じた量の栄養素をさらに補う。

T　代謝抗酸化補充栄養療法
その他のアドバイス

◆便秘対策でオリゴ糖を摂る。

◆トランス脂肪酸、過酸化脂質をなるべく避ける。

あとがき

皆さまにお伝えしたいことを、１冊の本にしたのは初めてです。会話とは違い、文章という制約の中で、お伝えしたいことをきちんとお伝えできたでしょうか。今後のためにも、内容、表現、構成などに関する忌憚のないご意見を頂けたら幸いです。

私は時として、なぜ医師になったのか、医師として何が出来るのか、と自問自答する時があります。医師としての存在意義は何か？　それは本質的には困っている人を幸せにすることであると思うからです。つまり、医師が治療すべきは、人間であって病気ではない。言い換えると、医師が向かい合うべきは、本質的には、人間であって病気ではないのだと思うからです。しかし、残念ながら、今の医療の現場は必ずしもそうではないのかもしれません。

そういう思いの中で、何を書けば分かって頂けるのか、どう表現すれば伝えたいことを伝えられるのかと、日々、苦悩しながら本書を書き進めていきました。

この本は、健康や美容について書かれています。けれども、ただ健康である、ただ美しくある、ということが本質ではありません。一番大切なのは、その結果、皆さまが幸せに生きていくことです。皆さまがこれを読まれることで、皆さまの家族や大切な人にも幸せが広がっていくことです。そう思いながら、一生懸命書き進めました。その思いが伝わったならば、心より喜ばしく思います。

難病を治したい、病気になりたくない、健康でいたい、美しくありたいなど、様々な思いが存在すると思います。その思いを実現させるために、最低限しなくてはならないこと、それが私が考案し、提唱しているＭＡＳＴ代謝抗酸化補充栄養療法なのです。何故ならば、これこそが、病気の原因である代謝障害や酸化に根本から向き合う、根本療法だからです。これにより、困っている人たちに貢献出来ることを確信しております。

　そして、今後は日本のみならず、全世界に、この思いと、この治療法を広めていきたい、という信念のもとに活動していきたいと思っています。

[著者紹介]

白澤辰治（しらさわ　たつじ）

医師・国際医療ジャーナリスト。
特定非営利活動法人（NPO 法人）国際健康研究会顧問。

MAST 代謝抗酸化補充栄養療法

2013 年 2 月 10 日　第 1 刷発行
2013 年 2 月 25 日　第 2 刷発行

著　者　　白澤辰治
発行者　　吉田繁光
発行所　　株式会社 クリピュア
〒 220-0041
神奈川県横浜市西区戸部本町 45-4　髭内ビル 2F
TEL 045-317-0388　FAX 045-317-0400
発売元　　株式会社 星雲社
〒 112-0012
東京都文京区大塚 3-21-10
TEL 03-3947-1021　FAX 03-3947-1617
印刷・製本　中央精版印刷株式会社

ISBN 978-4-434-17594-7
落丁・乱丁本はお手数ですが小社にお送りください。送料は小社負担にてお取替えいたします。
定価はカバーに表示してあります。

◉クリピュア発行　がん情報専門誌!!

「がん難民」をつくらないために

標準治療＋《プラス》

統合医療でがんに克つ

「がん難民」をつくらないために

標準治療＋《プラス》

2013.1

VOL.55

統合医療でがんに克つ

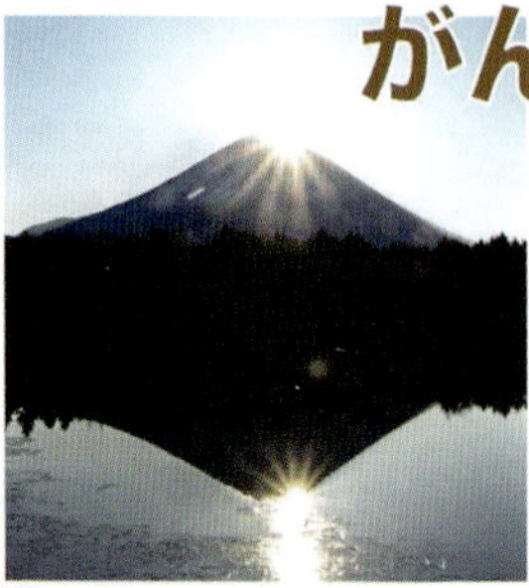

特別インタビュー

私のがん治療

～自身が患者だったら望む医療を実現したい

点滴療法・免疫療法などさまざまな療法によりがんと闘う

医療法人志宏会 新本町クリニック 吉村尚子院長に訊く

シリーズ

医療の現場から

医療法人社団健若会 統合医療 赤坂ＡＡクリニック

森 吉臣院長に訊く

最新のアンチエイジングを駆使し、自然治癒力を高める

ー有効性・安全性に長けた、体にやさしいがん治療を展開

特集 がんの免疫療法

❶ 免疫療法で難治性・転移性がんを積極的に治療　三宅光富

—マクロファージ活性化療法、高活性ＮＫ細胞療法を中心とした治療

❷ さらに進化するペプチド・免疫細胞治療　星野泰三

—抵抗するがん組織を根こそぎ連射システムで打ち破る

❸ 自家がんワクチン療法の最新の知見と展望　三好 立

❹ 当院のＮＫ細胞療法—〝元気な担がん状態〟が維持できれば「成功」　齋藤載次

❺ 延命効果・予後に優れ副作用が少ない　松山 淳

—ＢＡＫ療法とＣＴＣパネル検査に基づいた先進統合医療によるがん治療

❻ 免疫療法の成否のカギを握る

免疫を無力化する免疫抑制細胞　原田 守

(編集) 統合医療学術協議会

◆Ａ4判76頁 ◆定価1,000円（税込）

◆只今、定期購読受付中！

全国書店・ネット書店で大好評発売中！